우리 아이 키 10cm 더 클 수 있다

핵심만 읽는
전나무숲
건강이야기

02

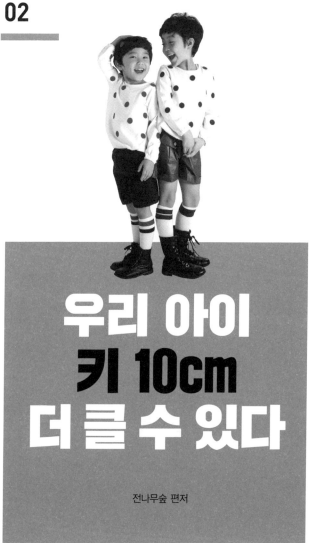

우리 아이 키 10cm 더 클 수 있다

전나무숲 편저

전나무숲

키 작은 우리 아이,
10cm 더 클 수 있다

현대사회에서 외모가 사회생활에 미치는 영향을 부정하기는 힘들다. '외모 지상주의'가 이를 부채질한다지만, 외모가 한 사람의 이미지를 결정하는 것은 사실이다. 그중에서 키는 그 사람의 분위기와 사회적 지위, 자존감, 리더십 등에도 큰 영향을 미친다. 어른들만 그럴까? 조사 결과 아이들 사이에서도 큰 키는 부러움의 대상이라 또래 아이들보다 키가 큰 아이는 자신감이 넘치고 자존감이 더 높다고 한다. 상황이 이렇다 보니 부모와 아이 모두 키 성장에 관심이 높다.

일반적으로 키는 유전에 의해 결정된다고 알려져 있는데, 성장기에 부모와 아이가 노력한다면 10cm는 더 자랄 수 있다. 다행스러운 것은 키 성장에 필요한 노력은 유별나지 않다는 점이다. 예컨대 유명 학원에 다닐 필요도 없고, 좋은 선생님을 찾아다닐 필요도 없으며, 치밀한 전략이 필요하지도 않다.

삼성서울병원 소아청소년과 진동규 교수는 "기본에 충실한 것이 가장 중요하다. 음식을 골고루 먹고, 충분히 자고, 적절한 운동을 하는 것이 가장 효과적인 방법이다"라고 말한다.[1] 한마디로 잘 먹고, 잘 자고, 잘 뛰어놀면 키가 잘 자란다. 즉, 일상생활에서 영양, 수면, 운동이라는 기본원칙을 충실히 지키는 것이 중요하다는 의미이다. 이 3가지 생활습관은 지능 발달과 성품, 성격 형성에도 중요한 역할을 하므로 제대로 지키고 꾸준히 실천한다면 교육적으로도 의미가 크다.

자신의 키가 작다고 생각하는 부모일수록 자녀의 키가 작을까봐 걱정을 한다. 그러나 부모의 키가 작다고 자녀의 키도 작으리란 법은 없다. 키가 유전의 영향을 받긴 하지만, 자라온 환경에 따라 10cm가 더 클 수도 있고 평균 키를 밑돌 수도 있기 때문이다. 성장판의 기능과 성장호르몬의 분비가 왕성한 시기에 부모와 아이가 어떤 노력을 했는지가 아이의 키 성장을 좌우하는 만큼 균형 잡힌 영양 섭취, 밤시간의 숙면, 적절한 스트레칭과 근력 운동을 실천할 수 있게 도와주자. 성장판이 닫히기 전에 꾸준히 실천하면 아이의 키는 10cm 더, 아니 그 이상도 충분히 자랄 수 있다.

하지만 아이가 올바른 생활습관을 실천하는 것은 생각처럼 쉽지 않다. 아이들은 아직 옳고 그름을 판단하거나 자신의 몸에 이로운 습관을 실천하는 것이 어렵다. 그래서 부모가 도와야 한다.

이때 억지로 강요하거나 명령하는 방법은 자칫 아이의 반발심만 부추길 수 있어 좋지 않다. 그 대신 '함께 해보자'고 권유하고 부모가 먼저 행동하면 재미있다며 흉내를 내고 따라서 한다. 아이가 하기 싫어하거나 어려워할 때는 대화를 통해 절충 방안을 찾아보는 것도 좋다. 아이와 함께 소통하고 실천해나가는 과정에서 신뢰와 친밀감이 형성되고 성취

감도 생겨 일석이조의 효과를 얻을 수 있다.

이 책에서는 아이의 키 성장이 개인적으로 그리고 사회적으로 어떤 의미가 있는지, 키 성장을 돕기 위해 부모는 어떤 노력을 해야 하는지를 구체적으로 다뤘다. 또한 생활 속에서 아이의 키 성장을 방해하는 요인들을 찾아 어떻게 제거하고 정화할 수 있는지를 알려줌으로써 자녀의 키를 키워주고 싶은 부모들에게 현실적인 대안을 주고 있다.

요즘 아이들은 키가 크면 걱정 하나를 던 것이나 다름없다. 그래서 내 아이가 행복하다면 부모도 행복하다. 그런 점에서 이 책은 자녀만을 위한 책이 아니라 부모를 위한 책이기도 하다. 이 책을 읽는 모든 부모가 자녀와 더불어 행복하기를 바란다.

_ 전나무숲 편집부

차 례

PART 1

키 성장의 핵심은 균형 잡힌 영양

PART 2

키가 자라는 시간은 수면 시간

PART 1
키 성장의 핵심은
균형 잡힌 영양

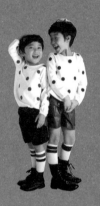

아이의 키 성장을 이끄는 핵심은 성장판 자극과 성장판의
기능을 높이는 영양 섭취다. 각종 먹을거리가 넘쳐나는
요즘, 부모가 신경을 쓰지 않으면 아이들은 패스트푸드
와 탄산음료, 초콜릿 등에 중독되어 '스스로 키가 작아지
는 노력'을 하게 된다. 모든 영양소가 중요하지만 성장에
특히 좋은 영양소는 분명 따로 있다. 성장기에 키 성장을
돕는 영양소를 충분하게 꾸준히 섭취하면 아이의 키는 예
상치보다 더 크게 자랄 수 있다.

성장판을 활성화해야
아이의 키를
키울 수 있다

아이의 키를 키우는 핵심은 '성장판'을 활성화시키는 것이다. 그러나 성장판은 한 번 닫히면 다시는 열리지 않는다. 여자아이는 중학교 2~3학년, 남자아이는 고등학교 1~2학년이면 성장판이 거의 닫혀 더는 키가 자라지 않는다. 짧게는 태어난 지 14년, 길어야 18년 안에 아이의 평생 키가 결정되는 것이다. 따라서 성장판이 성장 시기별로 어떤 특징이 있고 어떻게 기능하는지를 알고 잘 활용한다면 자녀의 키 성장에 큰 도움이 된다.

뼈의 양 끝에 있는 연골이 키 성장의 비밀

성장판은 팔다리뼈가 자라는 양쪽 끝에 있는 연골을 말한다. 인간의 팔다리는 처음부터 뼈로 이루어지지 않았다. 태아 적에 연골로 이루어졌던 팔다리는 성장하면서 연골의 가운데 부분부터 뼈로 바뀌는데, 양쪽 끝에 남은 연골 부분이 성장판이 되는 것이다. 성장판은 어깨, 팔꿈치, 손목, 손가락, 척추, 골반, 대퇴골, 정강이뼈, 발목, 발뒤꿈치, 발가락

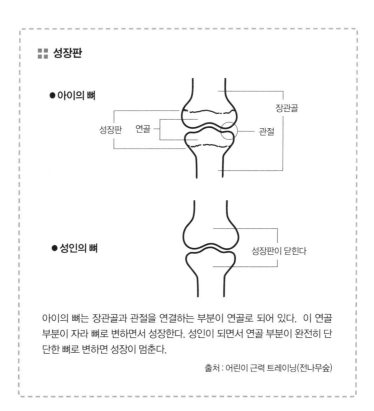

:: 성장판

● 아이의 뼈

장관골

성장판 연골 관절

● 성인의 뼈

성장판이 닫힌다

아이의 뼈는 장관골과 관절을 연결하는 부분이 연골로 되어 있다. 이 연골 부분이 자라 뼈로 변하면서 성장한다. 성인이 되면서 연골 부분이 완전히 단단한 뼈로 변하면 성장이 멈춘다.

출처 : 어린이 근력 트레이닝(전나무숲)

13

등 전신의 관설마다 있다. 이들 각각의 성장판이 계속해서 뼈로 변하면서 인체의 골격이 골고루 커지다가 사춘기가 지나면서 성장판이 모두 뼈로 바뀌며 키 성장이 멈춘다. 성장판이 모두 뼈로 바뀌는 것, 이를 '성장판이 닫힌다'고 표현한다. 성장판의 상태는 X선과 MRI 검사 등으로 확인할 수 있다.

성장판은 사람이 태어나면서부터 기능하지만 닫히는 시기는 부위마다 다르다. 여자는 보통 약 15세에, 남자는 약 17세에 성장판이 닫히면서 키가 더 자라지 않는다. 성장판이 닫히는 구체적인 시기는 개인마다 다르고, 특정 질병의 유무에 따라 더 빨리 혹은 더 늦게 닫히기도 한다.

놓쳐선 안 되는 두 번의 성장급진기

중요한 것은 키 성장이 특정 시기에 급속히 이루어진다는 점이다. 이 시기를 성장급진기라고 한다. **성장급진기는 일생에 딱 두 번 있는데, 사람마다 조금씩 차이는 있지만 보통 1차 성장급진기는 만 3세 이전에 오고, 2차 성장급진기는 사춘기 때 온다.** 바로 이 시기에 부모들은 평소보다 더 자녀의 키 성장에 관심을 가져야 한다.

출생 시의 키는 보통 50cm 정도인데, 1차 성장급진기에 평균적으로 30cm, 최대 40cm까지 자란다. 그래서 만 1세 정도면 75cm, 만 2세에는 최대 88cm가 된다. 만 3세 이후부터는 성장이 다소 더뎌져 1년에 평균 4~6cm 정도 자란다.

초등학교 고학년 때부터는 2차 성장급진기에 돌입한다. 이때부터는 1년에 평균 10cm 정도가 자라면서 서서히 성인의 몸이 되어간다. 여자아이는 유방이 발달하고 음모가 나기 시작하는데, 초경을 시작한 뒤 2~3년 동안은 키가 거의 자라지 않는다. 많이 자라야 1년에 2cm 정도다. 남자아이는 고환이 커지고 음모가 나면서 1년에 8~12cm 정도 자란다. 턱수염과 겨드랑이에 털이 나기 시작하면 다시 성장 속도가 둔화된다.[2]

성장급진기에 성장판이 크게 활성화되는 만큼 키 성장은 태어나면서 만 3세까지, 그리고 초등학교 고학년부터 고등학교 저학년까지의 시기가 제일 중요하다. 두 번의 성장급진기 중 더 중요한 시기는 1차 성장급진기다. 만약 이 시기에 영양이 부족하거나 특정 질병에 시달리면 인체 내 세포수 자체가 부족해져 2차 성장급진기에 아무리 노력해도 키 성장엔 한계가 있다.

성장급진기라 하더라도 부모가 원하는 대로 키가 자라주는 것이 아니니 조급할 필요는 없지만, 반대로 '언젠가 알아서 자라겠지'라는 느긋한 마음으로 늦장을 부리다간 아이의 키 성장의 적기를 놓칠 수 있다. 그러니 초등학교 고학년부터 고등학교 저학년의 자녀를 둔 부모는 아이가 잘 자라지 않는 것 같으면(아래의 기준을 참조) 성장 클리닉을 찾아가 정확한 진단을 받아보는 것이 좋다. 실제 정부에서 조사한 자료에 따르면 전국 초·중·고등학교 학생 830만 명 중 1만 명 정도가 1년에 4cm 이하로 자란다고 한다.

성장 클리닉을 방문해야 하는 경우

- 학급에서 키 순서대로 번호를 정했는데 1~3번인 경우
- 또래의 표준 키보다 10cm 이상 작은 경우
- 매년 키가 4cm 이하로 자라는 경우
- 아빠의 키가 165cm, 엄마의 키가 155cm 이하인 경우

예상보다 최대 10cm 이상 더 키울 수 있다

키 성장은 몸무게의 증가에 비례한다. 만약 자녀가 키는 평균적으로 잘 자라는데 몸무게는 평균치보다 현저히 적게 나간다면 건강에 문제가 있다는 신호일 수 있고, 이 상태가 지속되면 키 성장이 평균치를 밑돌 수 있다. 몸무게가 늘지

않는 이유는 여러 가지가 있지만 영양 섭취가 충분하지 못한 경우와 감기나 알레르기 질환, 기타 감염 질환을 자주 앓은 경우일 수도 있다. 또 아이가 체질적으로 잠을 잘 자지 못해 성장 발달이 더딘 경우도 있다. 어느 경우든 몸무게와 키의 균형을 무너뜨리니 원인을 적극적으로 파악해 세심히 대처해야 한다.

물론 키 성장은 유전적 요인을 고려하지 않을 수 없다. 의학적으로 합의된 기준은 없지만 대략 23~70%의 아이들이 부모 키의 영향을 받는다고 한다.

어디까지나 예측이지만, 부모의 키를 기준으로 자녀가 얼마나 자랄지 예측하는 계산법이 있다. 엄마와 아빠의 키를 더한 뒤 2로 나눈 평균치에서 남자아이는 6.5cm를 더하고 여자아이는 6.5cm를 빼는 것이다. 예를 들어 아빠의 키가 176cm, 엄마의 키가 160cm라면 둘을 합쳐 2로 나눈 평균치는 168cm이 된다. 이 평균치에서 남자아이의 경우 6.5cm를 더하면 174.5cm, 여자아이의 경우 6.5cm를 빼면 161.5cm다. 이것이 자녀의 예상 키다.

하지만 자라난 환경에 따라 예상 키보다 10cm까지는 더 자랄 확률이 95%에 가깝다. 예컨대 부모가 아이의 영양과 수면, 운동 등의 생활습관을 신경 써서 잘 관리해주면 174.5cm로 예측된 아이의 키를 184.5cm로 키울 수 있다. 키 성장에서 10cm는 결코 무시할 수 없는 수치이다. 여자아이의 경우 161.5cm의 키가 171.5cm가 된다고 상상해보라. 이와 관련해 연세대 세브란스병원 소아청소년과 채현욱 교수는 이렇게 말했다.

"같은 민족이지만 북한 사람의 키는 남한 사람의 키보다 평균 10cm 정도 작다. 영양·수면·운동 등의 환경 요인이 키 성장에 미치는 영향을 무시할 수 없다. 과거보다 최근의 환경 요인이 성장에 더 큰 영향을 준다는 연구가 활발하다."[3]

그러니 부모의 키가 작다고 아이의 키도 작을 것이라고 미리 포기하지 말고, 어떻게 아이의 키를 10cm 더 자랄 수 있게 할까 고민하고 방법을 찾아야 한다. 아이의 성장급진기에 성장 속도와 체중을 균형 있게 잘 관리해주면 그리 어려운 일은 아니다.

많이 먹는 것보다
무엇을 먹느냐가
더 중요하다

키 성장을 돕는 3대 요소가 있다. 그것은 바로 충분한 영양 섭취, 숙면, 꾸준한 운동이다. 이 중에서도 영양 섭취가 가장 중요하다. 아무리 잘 자고 열심히 운동해도 키를 키워줄 영양이 부족하면 성장호르몬이 제대로 만들어지지 않기 때문이다.

특히 성장기 아이들의 성장판에 필요한 영양이 원활하게 공급되지 못하면 운동을 할수록 오히려 성장판이 약해지는 부작용을 겪을 수 있다.

우리나라의 경우 조선시대 남성의 평균 키는 161.1cm이었다고 한다. 그러던 것이 1979년에는 167.7cm, 2004년에는 173.8cm, 2010년에는 174cm로 커졌다. 이는 경제 성장에 따라 양질의 영양을 섭취할 수 있게 된 것과 관련이 깊다. 이 통계는 숙면이나 운동의 영향은 배제한 결과로, 영양 섭취가 키 성장에 얼마나 중요한지를 그대로 보여준다.

영양 섭취는 아이의 키 성장뿐만 아니라 인지 능력 발달에도 영향을 미치고, 성인이 된 후의 건강까지 좌우하는 중요한 요소인 만큼 신경을 많이 써야 한다.

영양 상태는 좋아졌지만, 문제는 불균형

과거보다 생활수준이 높아지면서 먹을거리가 다양해지고 아이의 영양 상태는 좋아졌으나 또 다른 문제가 생겼다. 그것은 맛있는 음식을 많이 먹지만 영양의 균형이 맞지 않게 먹는다는 것이다.

이런 현실을 잘 보여주는 조사 결과가 있다. 보건복지부가 2011년 발표한 '국민건강영양조사'의 결과를 보면 청소년들의 영양소별 섭취 비율이 고르지 않다는 것을 한눈에 알 수 있다. 21쪽의 그래프를 보면 청소년들의 나트륨과 단백질 섭취량은 기준치를 훨씬 넘는 반면 철분, 칼륨, 비타민

D, 칼슘의 섭취량은 기준치를 밑돈다. 육류를 선호하다 보니 단백질 섭취량이 많고, 인스턴트 식품이나 패스트푸드를 자주 먹어 나트륨 섭취량은 기준치를 훨씬 초과했다. 반면 채소, 과일 등의 자연식품을 필요량보다 적게 먹으니 철분, 칼륨, 비타민D, 칼슘이 조금씩 결핍되어 있다. 이는 우리 아이들이 많이 먹고는 있지만 영양은 불균형하게 섭취하고 있다는 증거다.

2차 성장급진기인 청소년기의 영양 섭취가 불균형하면 성장이 더뎌질 뿐만 아니라 평생을 책임질 건강과 기초 체력이 탄탄히 자리잡

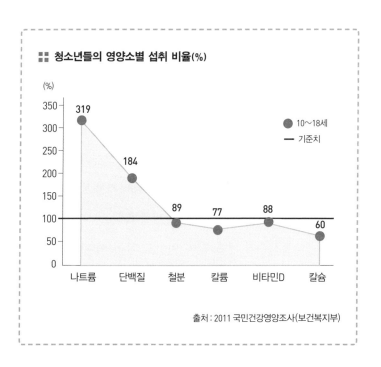

청소년들의 영양소별 섭취 비율(%)

출처 : 2011 국민건강영양조사(보건복지부)

지 못한다. 그러니 자녀가 건강하게 성장하기를 원한다면 성장기에 필요한 영양소를 골고루 충분히 챙겨주자.

성장기에 반드시 먹여야 할 영양소 6가지

전문가들은 성장기에 필요한 핵심 영양소로 단백질과 미네랄, 복합탄수화물을 권한다. 그 외에 비타민과 섬유질, 콜라겐도 필요한 영양소이다.

● 단백질

단백질은 몸의 근육을 만들고 성장호르몬을 만드는 기본 원료로 성장기에는 특히 더 필요하다.

단백질의 기본 단위인 아미노산은 아이들의 키 성장에 큰 영향을 미친다. 아미노산은 근육의 매우 중요한 원료물질이며, 피로를 해소해주고 활동에 필요한 에너지를 발생시켜 활력을 돕는다. 매사 축 처진 아이들에게 특히 권장할 만한 영양소다. 운동선수가 밥을 많이 먹어도 살이 찌지 않는 이유는 근육에서 잉여 열량을 소모하기 때문인데, 이때 아미노산이 큰 역할을 한다. 아미노산은 신진대사의 촉매 역할도 해 충분히 섭취할 경우 마치 톱니바퀴에 기름칠을 하듯 세포의

기능이 원활해져 조직의 재생과 회복이 빨라지고 성장에 큰 도움을 준다.[4]

단백질에는 동물성 단백질과 식물성 단백질이 있다. 동물성 단백질은 주로 소고기·돼지고기·닭고기·생선·달걀·우유·유가공품에 들어 있고, 식물성 단백질은 콩류·견과류·곡류 등에 많이 들어 있다. 육류 등의 동물성 단백질에는 필수 아미노산이 식물성 단백질보다 더 많이 들어 있지만 지방 역시 많고, 몸속에서 분해되는 과정에서 독성 물질이 생성되면서 아토피나 각종 알레르기를 일으킬 수 있기 때문에 식물성 단백질과 적절하게 섞어 먹이는 것이 중요하다. 요즘은 항생제와 호르몬을 쓰지 않고 기른 동물의 고기를 선호하는 사람들이 늘고, 퀴노아·콩류·견과류 등의 식물성 단백질에 대한 관심이 높아지고 있는데, 좋은 단백질을 골고루 섭취한다는 면에서 다행이다.

● 미네랄

미네랄은 골격, 조직, 체액의 산·염기 평형과 수분 평형에 관여하며, 신경전달물질·호르몬·효소 등을 구성하는 성분으로 신진대사에 없어서는 안 되는 중요한 영양소이다.

우리 몸에 필요한 미네랄은 대략 20여 가지인데 하루에 100mg 이상이 필요한 미네랄은 칼슘·인·나트륨·칼륨·

마그네슘·황·염소 등이며, 100mg 이하의 소량이 필요한 미네랄은 철분·아연·아이오딘·셀레늄·구리·망간·불소·크롬·몰리브덴·코발트·붕소·니켈·바나디움·실리콘 등이다. 이러한 미네랄들은 우리 몸에서 만들지 못하기 때문에 반드시 식품을 통해 섭취해야 한다. 각종 미네랄은 미역·다시마·김·버섯·토마토·키위·멸치·견과류·양배추·브로콜리 등에 많이 들어 있으며, 해산물과 신선한 채소에도 많이 들어 있다.

성장기에 미네랄의 섭취가 부족하면 성장이 위축되는 것은 물론 체온 유지 능력이 저하되면서 면역력이 떨어진다. 특히 칼슘은 성장기 아이의 뼈 성장에 반드시 필요하므로 하루에 우유를 500ml 정도 마시기를 권장한다.

아연과 마그네슘도 빼놓아선 안 되는 미네랄이다.

아연은 신체 성장의 필수 성분이며, 탄수화물 대사와 단백질 합성에도 필요하다. 특히 성장기에는 반드시 보충해야 한다. 아연은 굴, 간유, 살코기 등에 많이 들어 있다.

마그네슘은 신경과 근육 기능에 작용하는데 필요량은 매우 적지만, 부족하면 근육이 약해지고 사소한 긴장이나 압박에도 근육 통증을 일으킬 수 있다. 아주 적은 양이 필요하므로 음식 섭취만으로 충분하다. 마그네슘은 곡물과 견과류,

콩류, 말린 과일, 우유 등에 많이 들어 있다.

● 복합탄수화물

복합탄수화물은 성장과 신체 활동의 주된 열량원이다. 성장기 아이들은 활동량이 많으므로 열량 또한 많이 필요하다. 성장기에 필요한 열량만 따진다면 단위당 열량이 2배이상 높은 지방이 더 효율적일 수도 있지만, 지방은 많은 양을 섭취하면 체내 지방세포 수와 크기가 늘어나 비만해지고 성호르몬 분비를 촉진해 성조숙증을 일으켜 오히려 성장에 방해가 된다.

전문가들은 하루 총열량의 50%는 복합탄수화물을 통해 섭취해야 한다고 조언한다. 특히 두뇌는 에너지원으로 포도당만을 사용하기 때문에 아이들에게 탄수화물 섭취는 아주 중요하다.

탄수화물을 섭취할 때는 사탕, 설탕, 잼, 꿀이나 시럽, 초콜릿에 주로 들어 있는 단순탄수화물은 피해야 한다. 이런 단당류는 오히려 건강에 해를 끼치고 공복감을 더 빨리 느끼게 한다. 흔히 '성장기는 먹고 돌아서면 배가 고플 때'라고들 하지만, 이는 단당류 섭취가 많을 경우에 생기는 악순환이라는 점에서도 주의해야 한다. 따라서 섬유질과 다양한 미네랄이 들어 있는 현미, 잡곡, 보리, 통밀처럼 복합탄수화물을 먹을 깃을 추천한다. 하얀 쌀밥은 먹기가 편하고 맛이 좋지만, 단순당질에 불과하다. 현미밥이 먹기 불편하다면 배아쌀로 대체할 수도 있다. 배아쌀은 쌀눈을 남겨 도정한 쌀로, 특히 비타민B군과 비타민E가 농축되어 있고 미네랄도 풍부하다. 그리고 현미보다 부드럽게 씹히고 소화도 잘된다. 쌀눈에 함유되어 있는 가바(GABA)는 성장기 아이의 두뇌 활동을 도와 학습 능력을 높이고 기억력 감퇴를 방지하는 효과도 있다.

● **비타민과 섬유질**

비타민은 비타민A, 비타민D, 비타민E 등의 지용성 비타민과 비타민C, 비타민B군 등의 수용성 비타민을 적당량 섭취해야 한다. 지용성 비타민은 달걀·연어·버섯·버터·녹황색 채소 등에 많이 들어 있고, 수용성 비타민은 과일·채소·콩에 많이 들어 있다.

섬유질은 장운동을 촉진하고 장내 유익균이 자라는 환경을 만들어 변비를 예방할 뿐만 아니라 면역력 강화에도 좋다. 그리고 몸속 노폐물을 배출해서 혈액순환이나 심혈관계 건강에도 좋다. 섬유질은 주로 채소와 과일, 곡물 등에 많이 들어 있다.[5]

● 콜라겐

최근 학계에서는 콜라겐에도 주목하고 있다. 콜라겐은 동물과 어류에 존재하는 섬유상의 단백질로 인체 단백질의 약 30%에 해당한다. 특히 뼈·혈관벽·피부·연골 등을 구성한다. 콜라겐이 키 성장에서 주목받는 이유는 칼슘의 흡수율을 높여서 뼈 성장에 도움을 주기 때문이다.

키 성장에 도움이 되는 영양식품 5가지

일본의 유명한 의사인 기와하다 박사는 '키를 키우는 5가지 영양식품'으로 우유, 정어리(꽁치나 참치로 대체 가능), 시금치, 당근, 귤을 꼽았다.

● 우유

우유에는 양질의 단백질은 물론이고 칼슘, 인 같은 각종 미네랄이 우리 몸에 잘 흡수될 수 있는 비율로 혼합되어 있다. 다만 지나치게 많이 섭취하면 고지혈증, 비만을 유발할 수 있고, 아토피가 있다면 악화될 우려가 있다.

● 정어리(꽁치, 참치)

정어리는 칼슘과 단백질, 특히 두뇌에 좋은 DHA가 다량 들어 있다. 비만의 원인이 되는 중성지방을 감소시키고 칼슘 흡수율을 높여 키 성장에 좋다.

● 시금치

시금치는 완전식품으로 불릴 만큼 다양한 영양소가 들어 있다. 특히 비타민A, 비타민B_1, 비타민B_2, 비타민C, 비타민E, 비타민K와 칼륨, 칼슘이 많다. 이 중 비타민K는 혈액과 뼈 건강에 직접 관여해 성장판에 좋은 영향을 미친다.

● 당근

당근은 육류로 인해 산성화된 몸을 중화시키는 최적의 알칼리성 식품으로, 고기를 좋아하는 아이에게 먹이면 좋다. 당근 껍질에 많이 들어 있는 베타카로틴은 인체에서 비타민A로 전환되어 눈의 피로를 풀어주기 때문에 학업에 시달리는 아이들의 눈 건강에 좋다. 베타카로틴은 지용성 비타민이므로 기름에 조리해 먹으면 흡수율을 높일 수 있다.

● 귤

귤은 항산화물질인 비타민C가 풍부해 활동량이 많은 성

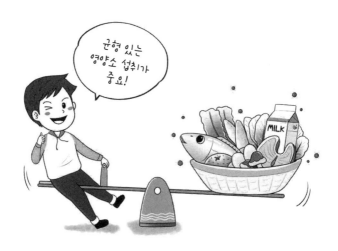

성장기에는 균형 있는
영양 섭취가 무엇보다 중요하다.

장기 아이의 신진대사를 원활하게 해준다. 면역력 향상과 감기 예방에도 좋고, 학업으로 받는 스트레스를 풀어주는 효과가 있다.[6]

면역력을 높여 성장을 돕는 식품들

잔병치레나 스트레스는 아이의 성장을 방해하는 요소로 작용하기 때문에 **키 성장을 위해 영양을 보충할 땐 면역력도 함께 챙겨줘야 한다. 뼈 성장과는 직접적인 관련이 없는 듯 보이지만 실제로는 비타민 하나도 아이의 성장에 큰 영향을 미친다.** 따라서 식탁을 차릴 때 면역력까지 높여줄 식품을 고른다면 아이의 건강한 성장에 큰 도움을 줄 수 있다.

● **소고기·돼지고기·닭고기**

소고기에는 철분과 아연이 풍부하다. 돼지고기에는 탄수화물을 에너지로 바꾸는 데 꼭 필요한 비타민B군이, 닭고기에는 단백질과 비타민A가 풍부하다. 지방이 적은 부위를 하루에 1회 이상 섭취하는 것이 좋다.

● 달걀

달걀에는 성장에 꼭 필요한 아미노산이 모유 다음으로 많이 들어 있다. 열량은 낮지만 영양가가 높고 소화흡수가 잘된다. 바쁜 아침에 먹으면 짧은 시간에 다양한 영양소를 섭취할 수 있다.

● 미역·다시마·김

미역과 다시마에는 칼슘과 미네랄이 많아서 성장에 좋다. 김에는 섬유질은 물론 비타민, 칼슘, 철분 등도 풍부하다.

● 버섯

버섯은 그 종류에 따라 다양한 영양소가 풍부하게 들어 있지만, 그중에서 아이들의 성장에 가장 좋은 것은 표고버섯이다. 지방이 적고 섬유질이 풍부해 면역력을 향상시키고, 레티오닌 성분은 머리를 맑게 해 두뇌 활동을 좋게 한다. 특히 비타민D가 풍부한 건표고버섯은 칼슘 흡수를 도와 뼈를 튼튼하게 해 키 성장에 도움을 줄 수 있다.

● 토마토·키위·사과

토마토에는 비타민, 칼륨, 칼슘, 리코펜 등이 풍부하게 들어 있는데, 이중 리코펜은 강력한 항산화물질이다. 키위에는 다양한 아미노산이 들어 있고, 사과에는 비타민과 칼륨, 섬유질인 펙틴, 폴리페놀, 플라보노이드 등 식물성 유기화합물 성분이 풍부하다. 사과 속 폴리페놀은 콜레스테롤이 소화관으로 흡수되는 것을 막고 지질 대사를 개선해준다.[7]

영양 불균형을 해소할 보조 방법, 영양제 섭취

성장에 필요한 모든 영양소를 자연에서 얻은 식품으로 섭취하면 좋겠지만, 현실적으로 쉽지 않다. 아이들은 부모가 올바른 식습관을 만들어주려고 노력해도 편식하는 경우가 있고, 더욱이 혼자서 식사를 해결하는 아이일수록 편식할 가능성이 크다. 여기에 특정 음식에 대한 알레르기까지 있다면 더더욱 영양소를 골고루 섭취하기 어렵다.

이럴 때는 아이들의 영양 불균형을 해소해줄 보조적인 방법으로 영양제를 먹는 것이 큰 도움이 된다. 종합비타민제도 있고 특정 영양소가 강화된 영양제도 있으니 아이에게 부족한 영양소가 무엇인지 판단하고 양질의 영양제를 선택해서 보충해주자.

● **종합비타민제**

대부분의 필수 비타민과 각종 미네랄이 고루 들어 있다. 특히 비타민C와 비타민D는 균형 잡힌 성장과 건강 관리에 큰 영향을 미친다. 비타민D가 부족하면 뼈를 강하게 해주는 칼슘이 제대로 흡수되지 않아 뼈가 약해져서 쉽게 금이 가거나 부러질 수 있으며 성장 발달이 더딜 수 있다. 비타민C는 효능이 다양하지만, 그중에서도 활성산소를 제거해 피로 해소에 도움을 주어 학업에 열중해야 하는 아이들에게 꼭 필요하다.

● **칼슘 보충제**

칼슘 보충제는 칼슘의 흡수를 돕는다. 이는 원래 성장호르몬이 하는 역할이지만, 칼슘 보충제를 먹으면 흡수가 더 빠르고 효과적으로 칼슘이 보충되어 성장호르몬의 기능을 돕는다. 칼슘은 치아나 뼈 성장뿐만 아니라 신경세포와 근육세포 형성에도 필요하므로 성장 발달을 위해 충분히 섭취해야 한다.

● **철분제**

철분제는 흔히 임산부에게 필요한 것으로 알려져 있지만, 뼈 성장과 조혈 기능이 원활하게 이루어져야 하는 성장기에도 필요한 영양소다. 단백질 대사와 관련한 여러 조효소 작용과 체내 산소 운반을 위해서도 철분이 많이 필요하다. 특히 초경이 시작된 여자아이나, 어지럼증이나 잦은 피로를 호소하거나 혈색이 좋지 않은 아이들의 경우에도 필요한데 반드시 의사의 처방에 따라 먹이도록 한다. 철분 흡수를 돕는 비타민D와 함께 먹으면 좋다.

● 성장호르몬 분비 촉진제

아이가 평균 키보다 현서히 작거나 성장이 더딜 때 고려해 볼 만한 보조 방법이다. 성장호르몬 분비 촉진제는 성장호르몬을 직접 주사하는 것보다 비용이나 부작용이 적다는 장점이 있다. 성장호르몬 분비 촉진제를 먹으면 성장호르몬 분비와 함께 시너지 효과도 볼 수 있다. 단, 허위·과장 광고를 하는 제품들이 있으므로 구입 전에 꼼꼼히 따져봐야 한다.

올바른 식습관이
영양 흡수를 돕는다

영양을 골고루 갖춘 음식을 먹는 것만큼이나 중요한 것이 식사 도중과 식사 전후의 식습관이다.

■ 꼭꼭 씹어 먹는다

꼭꼭 씹어 먹으면 음식물의 소화흡수가 좋아지고, 면역력이 높아지며, 감정 조절에도 도움이 된다. 아이들은 음식을 대충 씹다가 삼키는 경우가 많다. 이럴 때는 아이에게 꼭꼭 씹어 먹어야 하는 이유를 설명하고 부모가 시범을 보이며 최소 30회 이상 씹도록 지도한다.

■ 식후에 최소 10분간은 쉰다

우리 몸은 음식이 들어오면 모든 힘을 다해 소화시키려고 노력한다. 배불리 먹고 난 후 졸음이 오는 것은 소화를 위해 피가 위로 몰리면서 두뇌로 가는 혈액량이 줄어들고 산소 공급이 부족해지기 때문이다. 따라서 위가 음식물을 소화할 수 있게 여력을 제공해야 한다. 단, 이때 누워서 쉬는 것은 피한다. 위에 음식물이 가득 차 있는 상태에서 누우면 음식물이 역류할 수 있고, 이는 역류성 식도염의 원인이 되기도 한다.

■ 즐겁게 먹는다

소화액의 분비나 위와 장운동은 감정과 정신 상태에 많은 영향을 받는다. 스트레스를 받았거나 기분이 좋지 않을 때 음식을 먹고 체한 경험이 한두 번은 있을 것이다. 감정이 상한 상태에서 밥을 먹으면 소화액이 충분히 분비되지 않고 위나 장의 연동운동도 활발하지 못하다. 아이를 야단칠 일이 있더라도 식사 시간만큼은 반드시 피하자.[8]

음료에 들어 있는
카페인이
성장을 방해한다

카페인 하면 커피가 가장 먼저 떠오르고, 어른용 식품에만 들어 있고 아이들이 먹는 식품이나 마시는 음료는 카페인과 상관없다고 생각한다. 그러나 그것은 착각이자 희망사항에 불과하다. 아이들은 이온음료, 탄산음료 등을 통해 다량의 카페인을 마시고 있다. 문제는 카페인이 아이의 체내에 들어왔을 때 머무르는 시간이 어른보다 훨씬 길다는 것이다. 보통 커피 한 잔 정도에 들어 있는 카페인 양이면 아이의 체내에서 무려 3~4일이나 머물면서 영향을 끼친다.

청소년 이전 시기의 아이들은 주로 탄산음료와 초콜릿 우유 등을 통해 카페인을 섭취한다. 많은 부모가 이런 음료에 카페인이 들어 있다는 사실을 잘 몰라서 아이가 먹고 싶다고 하면 대수롭지 않게 허락하는 경우가 많다.

카페인은 아이들에겐 득보다 해가 큰 성분이다. 특히 키가 많이 자라는 성장기 아이들의 카페인 섭취는 숙면을 방해해 키 성장에 치명적인 영향을 미친다.

학업에 대한 스트레스가 큰 청소년들은 시험 기간이 다가오면 커피는 물론이고 비타민 음료와 이온음료 등을 집중적으로 섭취한다. 물론 **약간의 카페인에는 각성 효과가 있어서 섭취하면 순간 집중력이 높아져 학습량도 늘어난다. 하지만 섭취량이 일정량을 넘어서면 오히려 집중력과 학습을 방해한다.** 졸리진 않은데 집중은 되지 않는 멍한 상태가 지속된다. 잠을 자려고 해도 잠이 오지 않아 밤새 설치게 되고 다음 날에도 공부에 집중하지 못하는 멍한 상태로 지내게 된다. 그러다 잠을 깰 요량으로 다시 카페인 음료를 찾는 악순환이 반복될 수 있다.

성장기 아이들에게 카페인이 해가 되는 또 다른 이유는 성장에 꼭 필요한 영양소의 흡수를 방해하기 때문이다. 뼈 성장에 좋은 칼슘, 혈액을 만드는데 반드시 필요한 철분의 흡수를 방해하는 것은 물론 칼륨, 마그네슘 등의 미네랄 흡수도 방해한다. 어른들은 '카페인 중독'에 대한 지식이 있어서 스스로 조절하지만, 아이들은 그 자체가 뭔지 모르기 때문에 자신도 모르게 어릴 때부터 중독되는 경우가 대부분이다. 최근에는 카페인이 ADHD를 유발한다는 연구 보고도 있다.

이렇듯 카페인은 장점보다는 단점이 훨씬 많다.

식약청에 따르면 카페인의 일일 허용량은 체중 1kg당 2.5mg이다. 몸무게가 30kg인 아이라면 75mg이 허용량이다. 그런데 작은 컵으로 콜라 한 잔을 마셨을 경우 카페인 섭취량이 20~30mg 정도이다. 주의할 것은 이 '허용량'이라는 것이 '매일 그 정도를 섭취해도 된다'는 의미가 아니고

■■ 음료별 카페인 함유량

식품	용량	카페인 함유량
커피	12g 커피믹스 1봉	69mg
캔커피	175㎖	74mg
녹차	티백 1개	15mg
콜라	250㎖	23mg
초콜릿	100g	10~21mg
박카스	120㎖	30mg
레드불	250㎖	62.5mg
핫식스	250㎖	80mg
커피 우유	200㎖	180mg
초콜릿 우유	500㎖	237mg

'섭취할 수 있는 최대 한계량'이라는 점이다. 따라서 그보다 훨씬 적은 양을 섭취해야 한다. [9]

그렇다면 아이들의 카페인 섭취를 무조건 막아야 하는 걸까? 그러면 좋겠지만, 집에서 음료를 만들어 먹이지 않는 이상 현실적으로 쉽지 않은 일이다. 결국 어려서부터 탄산음료나 이온음료 대신 과일 주스, 우유, 두유 등을 마시도록 습관을 들여주는 수밖에 없다.

특히 공부를 하기 위해 잠을 쫓을 요량으로 카페인 음료를 마시는 경우라면 무조건 카페인 음료를 못 마시게 할 것이 아니라 카페인 대신 각성 효과를 일으키는 다른 방법을 알려주는 것이 좋다. 이대목동병원 소아청소년과 서정환 교수가 그 방법을 소개했다.

"카페인에 의한 각성 효과는 오래가지 않는 데다 의존하다 오히려 불면증에 시달릴 수 있습니다. 잠을 깨기 위해서는 실내 공기를 환기시켜 신선한 공기를 마시거나, 틈틈이 스트레칭을 해 혈액순환을 촉진시키고, 비타민C가 많은 오렌지, 귤 등의 신선한 과일을 먹는 것이 도움이 됩니다."[10]

성장기에다 학업에 집중해야 하는 시기인 청소년기에 카

페인 섭취를 줄이려면 아이들 스스로도 노력해야 하지만, 부모 또한 쾌적한 실내 환경을 만들어주고 다양한 제철 과일을 준비하는 등 세심한 보살핌을 실천해야 한다.

좋은 물을
마셔야
성장이 순조롭다

키 성장을 위해 카페인 섭취를 제한하는 것만큼이나 좋은 물을 마시는 것 역시 중요하다. 음료수를 마시는 것으로 수분이 보충된다고 생각하지만, 음료수는 절대 물을 대체하지 못한다. 오히려 음료수에 들어 있는 여러 성분이 몸속 수분을 빼앗아 탈수 증상을 일으킬 수 있다. 그러니 음료수와는 별도로 물을 하루에 8잔 정도는 마셔야 한다.

요즘은 주로 정수기로 정수한 물을 마시는데 정수 과정에서 인체에 필요한 게르마늄, 염소, 유황, 불소, 코발트, 규소, 칼륨, 인, 아연, 철분과 같은 미네랄까지 제거하는 정수기는 사용하지 않는 것이 낫다. 대표적인 것이 역삼투압 정수 방식의 정수기다. 이런 정수기로 정수된 물은 아무런 영양가가 없는 '맹물'에 불과하다.

좋은 물이란 오염되지 않은 미네랄이 많이 들어 있는 물을 의미한다. 미네랄이 제거된 산성화된 물은 백혈구를 응고시켜 외부에서 침투하는 병균과 싸울 힘을 잃게 만든다. 즉 미네랄이 제거된 물로 인해 면역력이 상실될 수도 있다.

해외의 물 전문 석학들 중에는 "나의 자녀들에게는 절대로 역삼투압 방식으로 정수된 물을 먹이지 않을 것"이라고 말하는 이들이 많다. 이러한 물을 장기간 마실 경우 뇌졸중과 암에 걸릴 확률은 2배, 심장병은 3배에 이른다는 보고도 있는 만큼 아직 성장이 완전치 않은 아이들에겐 성장 제한은 물론 그 이상의 치명적인 결과를 가져올 수 있음은 충분히 짐작할 수 있다.

정수기의 정수 방식은 크게 역삼투압 방식, 중공사막 방식, 압축활성탄 필터 방식이 있다. 역삼투압 정수 방식은 물 속의 모든 물질을 걸러내 영양분(미네랄)이 없는 산성수를 만든다. 중공사막 정수는 천연 미네랄은 살리지만, 중금속 등 유해물질을 완전히 걸러내지 못한다는 단점이 있다. 제일 좋은 정수 방식은 압축활성탄 필터를 사용하는 방식이다.

이 방식은 '신종 오염물질 15종'을 모두 제거하는 것은 물론 천연 미네랄을 보존하므로 우리 몸에 가장 적합한 좋은 물로 정수한다고 볼 수 있다.[11) 이는 세계 수질 공인기관인 미국위생재단(NSF)의 기준에 최적화된 방식이다.

 아이가 섭취하는 모든 음식은 성장에 직접적인 영향을 미친다. 그러니 음료수에 들어 있는 성분이나 매일 마시는 물도 꼼꼼히 따져 마시게 하자.

즐거운 식사가
키도 면역력도
키운다

맛있는 음식을 얼마나 많이 먹느냐보다 누구와 어떻게 먹느냐가 식사의 질을 좌우하는 경우가 많다. 예를 들면 좋아하는 사람과 즐겁게 식사하면 소화가 잘되고 영양 흡수도 잘되어 면역력도 높아진다. 하지만 자주 혼자서 식사하거나 억지로 음식을 먹는 것은 '최악의 식사'가 되고 만다.

부모가 자녀의 영양을 생각해서 다양한 음식을 차려주는 노력을 하지 않으면 아이는 자기가 먹고 싶은 것만 골라 배불리 먹을 가능성이 크다. 특히 혼자서 밥을 챙겨 먹는 아이일수록 편식하기가 쉽고, 혼자 상 차리기가 익숙하지 않으

니 라면에 밥을 말아 먹거나 한두 가지 반찬으로 '때우는' 식
의 식사를 할 가능성이 크다.[12] 혼자 밥 먹는 아이의 영양
상태가 불균형해지는 이유이기도 하다. 영양 불균형은 아이
의 건강뿐만 아니라 키 성장에도 좋지 않은 영향을 미친다.

즐거운 식사가 키를 자라게 한다

부모와 함께 식사를 해도 그 시간이 즐겁지 않다면 이 역
시 아이의 성장을 방해한다. 아이와 대화할 시간이 부족한
부모일수록 식사 시간에 훈육을 이유로 아이에게 핀잔을 주
거나 나무라는 경우가 많다. 혹은 학교 성적에 대해 과도한
기대를 표현하거나 아이 스스로 해결할 수 없는 무리한 요
구를 하기도 한다.

그러면 즐거워야 할 식사 시간이 아이에겐 고통의 시간이
될 수밖에 없다. 이런 상황에서 밥을 먹으면 소화액의 분비
가 줄어들고 위와 장의 연동운동이 제대로 이루어지지 않아
소화가 잘 되지 않는다. 당연히 영양이 잘 흡수될 리 없다.[13]

따라서 식사를 하는 동안에는 아이가 즐겁게 먹을 수 있
도록 배려해야 한다. 아이의 취미에 관한 이야기나 아이가
좋아하는 친구의 이야기를 나누며 공감하는 대화가 도움이

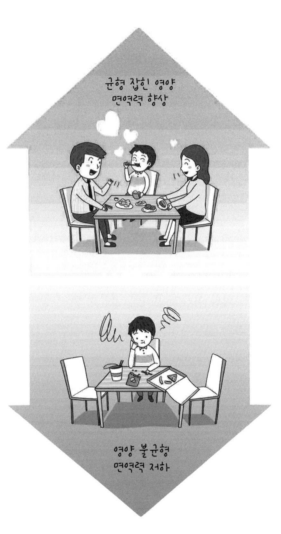

즐겁게 웃으면서 하는 식사야말로
키도 면역력도 키우는 최고의 건강법이다.

된다. 아이가 그날 한 일 가운데 칭찬할 거리를 찾는 것도 방법이다.

웃음은 부교감신경을 활성화시켜 스트레스를 풀어주고 몸의 균형감각을 회복시킨다. 즐겁게 웃으면서 하는 식사야말로 면역력까지 높여주는 최고의 건강법이다.

자녀와 공감대가 형성되면 식사하는 동안만이 아니라 식사 전후의 시간도 즐거운 시간으로 만들어갈 수 있다. 아이가 먹고 싶은 것이 무엇인지 물어보고 함께 장을 보며 산책할 수도 있고, 수저를 놓거나 반찬을 옮기는 등 아이에게 밥상 차리는 것을 돕게 하며 자연스럽게 식사 준비를 같이 할 수도 있다. 이렇듯 '소중한 밥상을 함께 차리고 즐겁게 먹을 수 있는 시간'을 만들어주면 아이는 가족의 사랑을 느끼며 안정된 소속감을 갖게 된다.[14]

물론 부모가 맞벌이하는 경우에는 아이와 함께하는 시간이 적어 식사 시간을 맞추기도 힘들 수밖에 없다. 그렇지 않은 경우라도 요즘처럼 여러 학원을 다니느라 바쁜 아이들과 매번 같이 밥을 챙겨 먹기도 쉽지 않다. 하지만 아이의 식사 시간은 건강과 직결되는 중요한 시간인 만큼 주말에라도 이 소중한 시간을 아이 혼자 외롭게 보내지 않도록 노력하자.

PART 2
키가 자라는
시간은
수면 시간

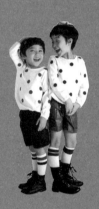

키 성장의 핵심은 성장판이 왕성하게 기능하도록 만들어
주는 데 있다. 성장판은 온몸을 펴고 휴식을 취하는 잠자
는 시간에 왕성하게 기능한다. 활동을 하는 낮에는 뼈에 있
는 성장판이 압박을 받기 때문에 키가 자라지 않는다. 다시
말해 키 성장은 질 좋은 잠을 얼마나 충분히 잤느냐에 달렸
다. 그러니 부모는 아이가 숙면할 수 있는 환경을 조성해주
는 것은 물론 성장호르몬이 분비되는 밤 10시 이전에 잠자
리에 드는 습관을 길러주어야 한다.

큰 키에 대한
선호도가
점점 높아지고 있다

2015년 4월, MBC에서 청소년 500명을 대상으로 키에 대해 어떻게 생각하는지를 설문조사했다. 그 결과 '키가 자신의 인생에서 중요한 요소라고 생각하는가?'라는 질문에 53.6%가 '그렇다'라고 대답했고, '보통이다'라고 대답한 청소년은 30%, '중요하지 않다'라고 대답한 청소년은 17.4%였다. 여기에서 '보통이다'라고 대답한 청소년들 역시 키의 중요성을 완전히 배제하지 않았다는 점에서 80%가 넘는 청소년이 키에 많은 관심이 있다고 볼 수 있다. 또 '키가 자신의 인생에서 중요하다고 생각하는 이유'를 묻는 질문에 대해서는 '자신감을 키워주기 때문에' 38.4%, '큰 키를 좋아하는 사회적 분위기 때문에' 27.4%, '이성과의 만남을 위해서' 20.9%, '원만한 사회생활을 위해서' 13.3% 순으로 대답을 했다.[15]

큰 키가 성공과 연관성이 높다는 증거들

과거에는 몸집이 마르고 키가 큰 사람에 대해 '꺽다리', '멀대처럼 키만 크다', '키가 크면 싱겁다'는 식으로 표현했다. 하지만 요즘은 어른이건 아이건 큰 키를 원한다. '키 크고 날씬한 사람'이라고 하면 칭찬이고 '쭉쭉 빵빵'은 누구나 닮고 싶은 신체 조건이 되었다. 그리고 성공의 조건 중 하나로 인식되고 있다.

이는 단순히 생각의 변화에 그치지 않는다. 해외에서 조사한 바에 따르면 키가 큰 사람들이 키가 작은 사람들보다 소득이 높았다. 2016년 3월 초 영국 엑서터대학의 연구진은 키와 수입의 연관성에 대한 연구 결과를 발표했다. 12만 명에 가까운 성인 남녀의 유전자 정보를 분석했는데, 남성은 키가 큰 경우가 그렇지 않은 경우보다 가계소득이 1년에 약 2,940파운드(한화로 약 448만 원)가 더 많았다. 여성은 체질량지수(BMI)가 낮을수록 그렇지 않은 사람보다 소득이 약 1,890파운드(한화로 약 288만 원)가 더 많았다.

미국에서도 이와 비슷한 조사 결과가 나왔다. 하버드대에서는 미국 주요 기업 최고경영자들의 키를 조사했는데, 그 결과 전체의 60%가 180cm를 넘었고 연봉 또한 키에 비례했다. 남성의 키를 기준으로 했을 때 2.54cm당 2%의 연봉 차이가 났다.

키는 결혼생활에도 영향을 미친다는 조사 결과도 있다. 과학 전문지 〈네이처〉에 세새뇐 한 연구 보고서를 살펴보면 폴란드의 25~30세 남성 3,200명을 대상으로 키와 배우자, 자녀의 유무를 조사한 결과 결혼한 사람이 독신자보다 평균 2.5cm가 더 컸으며, 자녀가 한 명이 있는 사람은 자녀가 한 명도 없는 사람보다 3cm가 더 컸다. 이에 대해 '여성은 키 큰 남성을 좋아한다. 키가 큰 남성은 여성을 보호해줄 수 있는 남성, 양식을 가져다주는 남성, 사회적 지위가 괜찮은 남성, 다른 남성들에게 쉽게 지배당하지 않는 남성을 상징하기 때문이다'라고 해석하는 이들도 있다.

우리나라 취업 시장에서도 '외모가 경쟁력'이라고 암묵적으로 인정하는 분위기다. 헤드헌팅 업체인 인터링크서치의 최정아 사장은 "외모가 경쟁력이다. 경영인은 사람들을 많이 만나는 직업이기 때문에 남성은 175cm, 여성은 165cm

이상은 되어야만 한다는 편견이 암암리에 있다"라고 말한다. 또 다른 헤드헌팅 업체인 KK컨설팅의 김국길 사장 역시 "키가 면접에서 간접적, 심리적 영향을 미치는 것은 사실이다"라고 말한다.[16]

물론 키가 크다고 해서 아이의 미래가 탄탄대로라는 의미는 아니다. 키가 인생의 성공을 좌우하는 절대적인 요소도 아니다. 하지만 큰 키에 대한 인식이 예전보다 훨씬 긍정적이라는 것만은 부인할 수 없다. 세상이 변했다. '건강하게만 자라다오'라든지, '태어날 때 자기 밥그릇은 자기가 들고 나온다'는 말은 이제 옛말이 되었다.

외모를 무시할 수 없는 세상이 되었다. 그렇다고 해서 외모에 집착해 노심초사할 필요는 없지만, 자녀의 키가 더 자랄 수 있다면 그렇게 해주고 싶지 않은가. 그런 점에서 성장기 자녀를 둔 부모가 자녀의 건강이나 학업 성적만이 아니라 키 성장에도 관심을 갖는 것은 당연하다.

키는
깊은 잠을 자는
밤시간에 자란다

부모는 자녀가 매순간 조금씩 자라고 있다고 생각할지도 모른다. 하지만 낮에는 키가 자라지 않는다. 낮에는 주로 서 있거나 앉아서 생활을 하는데, 이런 활동 중에는 중력과 몸무게가 성장판을 압박하기 때문이다. 그렇다면 키는 언제 자라는 것일까?

깊이 자야 성장호르몬의 도움을 받을 수 있다

밤은 휴식의 시간이다. 잠을 자면 온몸의 긴장이 풀리고 피곤이 사라지고 머리가 맑아진다. 이런 숙면의 시간이 키가 쑥쑥 크는 시간이다. 밤에 온몸을 펴고 누우면 낮에 압박됐던 성장판이 이완을 시작한다. 그리고 밤 10시에서 새벽 2시까지 성장호르몬 분비가 촉진되면서 키가 자란다.

성장호르몬은 대뇌 밑에 위치한 콩알 만한 크기의 뇌하수체 전엽에서 분비되는 물질이다. 뼈를 성장시키는 성장판의 칼슘 흡수를 돕고 근육을 만드는 아미노산의 흡수를 높이는 역할을 한다. 성장판의 작동과 성장호르몬의 역할이 만나 상승 작용을 일으키는 숙면이 바로 키를 키우는 최적의 환경이다.

성장호르몬과 비슷한 역할을 하는 호르몬으로 IGF-1(인슐린 유사 성장인자-1)이 있다. 이는 성장호르몬처럼 성장 촉진에 관여하지만, 태아일 때 분비량이 최대치를 이루고 신생아 때 분비량이 서서히 줄어들다가 성장호르몬이 그 역할을 대체한다. 그래서 IGF-1을 '태아의 성장호르몬'이라고도 부른다. IGF-1에 대해 경희대학교 의과대학 내분비과 김성운 교수가 이렇게 설명했다.

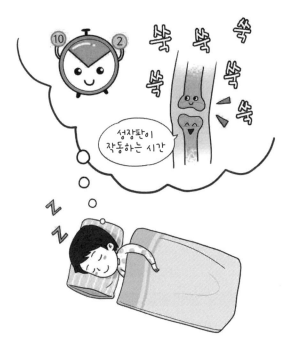

밤 10시에서 새벽 2시까지
성장호르몬 분비가 촉진되면서 키가 자란다.

"IGF-1이라는 물질은 췌장에서 나오는 인슐린과 거의 유사한 물질이다. 이 물질은 성장호르몬의 도움으로 간에서 생성된다. 간에서 생성된 성장인자가 뼈의 성장판에 작용하고 뼈를 만드는 데 가장 중요한 역할을 하는 호르몬이 된다."[17]

성장호르몬은 어느 시기에 완전히 기능이 사라지는 성장판과 달리 55세까지 분비된다. 성인이 되어서 분비되는 성장호르몬은 태아 때와는 기능이 전혀 다르다. 가장 중요한 기능은 뇌세포에 영향을 미친다는 점이다. 과거에는 성인이 되면 더는 뇌세포가 늘어나지 않는다고 했지만, 최근의 연구 결과는 성인 역시 충분한 수면을 통해 성장호르몬의 분비가 촉진되고 두뇌에도 좋은 영향을 미친다는 것을 보여준다.

아이가 잠을 자는 동안에는 대개 5~6차례 성장호르몬이 분비된다. 중요한 것은 오래 자는 것이 아니라 '숙면'을 취하는 것이다. 깊이 잠들수록 성장호르몬의 분비가 더욱 활성화된다. 성장호르몬이 가장 왕성하게 분비되는 시간은 밤 10시부터 새벽 2시이므로 이 시간에 분비되는 성장호르몬을 효율적으로 활용하려면 늦어도 10시에는 잠들어야 한다는 점도 잊지 말자.

숙면할 수 있는 환경을 만들어주자

밤 10시 전에 잠자리에 들더라도 자주 깨거나 깊게 자지 못하면 피곤만 쌓인다. 그렇다고 의식적으로 노력한다고 해서 잠을 깊이 잘 수 있는 것도 아니다. 따라서 자녀의 수면 습관에 관심을 갖고 평소 숙면에 도움이 되는 환경을 만들어주어야 한다.

숙면을 하려면 우선 낮잠은 최대한 피하는 것이 좋다. 왕성한 신체 활동으로 피로하다면 30분 이내의 짧은 낮잠은 괜찮지만, 그보다 길게 낮잠을 자면 밤에 늦게 자게 되어 성장호르몬이 왕성하게 분비되는 시간을 놓치게 된다. 잠들기 전 따뜻한 물로 목욕을 하거나 따뜻하게 데운 우유 한 잔을 마시는 것도 숙면에 도움이 된다.

또 잠자는 동안 방해받지 않도록 침대를 조용한 곳에 두는 것이 중요하다. 가족들이 자주 드나드는 현관이나 화장실, 늦게까지 TV를 보는 거실 가까운 곳은 피하고 독립적인 공간이 좋다.[18]

침대는 지나치게 딱딱하거나 너무 푹신한 것은 오히려 자고 난 후 피로를 느낄 수 있기 때문에 피한다. 낮은 베개를 사용하고, 이불은 무겁지 않은 것을 선택한다. 이불이 너무 두껍고 무거우면 혈액순환을 방해하고 근육에 압박을 주어

피로할 수 있으며, 자세를 바꾸는 데도 힘이 들어 뒤척임이 많은 아이에게는 숙면에 방해가 된다.

아토피성 질환이나 집먼지진드기 등으로 인한 가려움증도 숙면을 방해한다. 아토피성 피부염이 있는 아이는 가려움 때문에 잠을 설치는 경우가 많으므로, 잠자기 전에 피부가 접히는 부위나 자주 긁는 곳에 크림을 충분히 발라줘 건조해지지 않도록 해준다. 집먼지진드기가 죽어서 분해되어 떠도는 물질이나 분비물로 인해 2차 가려움증이 생길 수 있으니 침구류는 정기적으로 햇볕에 말리거나 자주 세탁한다. 진드기 예방 기능이 있는 제품을 구매하는 것도 한 방법이다.[19]

숙면을 위해서는 규칙적인 생활도 중요하다. 부모의 생활리듬이 깨지면 아이 역시 생활리듬이 깨져서 제시간에 잠들지 못하는 경우가 많으니 부모가 먼저 규칙적으로 생활하자. 아이에게 일찍 자라고 야단을 치거나 강압적으로 잠자리에 들게 하면 잠에 대한 부정적인 인식을 주기 때문에 좋지 않다. 아이들도 불면증이 생길 수 있다는 점을 기억하고 적절히 대응하자. 그럴 땐 숙면을 돕는 잔잔한 음악을 들려주는 것도 도움이 된다.

PART 3

성장판을 자극하는
키 크기 운동

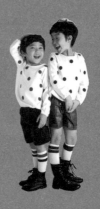

운동을 규칙적으로 하는 아이와 그렇지 않은 아이의 키 차이는 현저하다. 운동이 성장판을 자극해 키가 자랄 수 있는 최상의 조건을 만들기 때문이다. 특히 방학 기간에 키가 쑥 자라는 경우가 많다. 운동을 열심히 하면 키는 당연히 크기 마련이다. 하지만 아무 운동이나 무작정 많이 한다고 키 성장에 도움이 되는 것은 아니다. 성장판을 자극할 수 있는 운동과 스트레칭, 근력 트레이닝을 겸하는 운동을 규칙적으로 하는 것이 중요하다.

키 성장을
돕는 운동은
따로 있다

평소 골고루 먹고 숙면을 하면서 운동으로 성장판을 자극해야 키가 쑥쑥 자란다. 숙면과 운동이 적절히 이루어지면 성장호르몬이 활발히 분비되는 것은 물론이고 성장판이 두꺼워진다. 또 세포가 왕성해질 뿐만 아니라 혈류의 흐름을 촉진해 키가 클 수 있는 최상의 환경이 만들어진다. 성장호르몬은 운동을 시작하고 약 10분 뒤부터 분비되기 시작하며, 숨이 찰 정도로 운동을 할 때 가장 많이 분비되어 운동후 1시간까지 분비된다. '아이들은 밖에서 뛰어놀아야 한다'는 말이 성장 비법인 셈이다.

과도한 운동은 안 하느니만 못하다

그렇다면 어떤 운동이 아이들에게 좋을까? 일부에서는 '키 성장에 도움이 되는 운동' 혹은 '키 성장에 도움이 되지 않는 운동'이 있다고 말하지만 사실 운동의 종류는 크게 상관이 없다는 것이 의학계의 견해다. 다만 근육 발달에 초점이 맞춰진 운동, 예를 들어 헬스나 아령 등은 피하고 땅에 발을 딛고 하는 유산소 운동이 더 효과가 있다고 한다.

중요한 것은 어떤 운동이든 과도하게 해서는 안 된다는 점이다. **아이가 싫증을 내지 않고 꾸준히 즐기며 할 수 있는 운동이 최상의 키 성장 운동이다.** 과하게 운동을 하면 성장에 필요한 에너지가 운동하는 데 소모되기 때문에 오히려 키 성장에 방해가 된다.

운동 단계와 방법을 지켜야 도움이 된다

키 성장의 효과를 보기 위해서는 무턱대고 운동을 하는 것보다 단계와 방법을 고려해서 해야 한다.

운동은 준비 운동, 본운동, 마무리 운동으로 나누어서 하는 것이 좋다. 우선 준비 운동은 본운동을 하기 전에 하는 운동으로, 가벼운 스트레칭이나 빠르게 걷기 등을 최소 10분에서 15분 정도 한다. 이후 약 30분 정도는 본격적으로 유산소 운동을 하고, 마무리 운동으로 스트레칭을 해 근육을 이완시킨다.

운동 시간은 하루에 30분에서 1시간가량이 좋고, 1주일에 3~4회가 적당하다.[20] 이러한 운동 주기는 어른이 건강을 유지하기 위한 운동 주기와 거의 일치한다.

키 성장을 돕는 운동은 어렵지 않다

그럼 어떤 운동이 아이의 키 성장에게 도움이 될까? 아이의 특성에 맞는 운동, 생활습관에 따라 필요한 운동을 선택하도록 한다. 아이가 스스로 선택한 운동일수록 꾸준히 할 가능성이 더 크기 때문에 어떤 운동을 할 것인지는 아이와 함께 정하도록 한다.

● **달리기**

중력을 받는 운동이기 때문에 성장판을 적당히 자극하고 골밀도를 증가시킨다.

● 줄넘기

달리기와 마찬가지로 중력을 받는 운동이기 때문에 성장판을 적당히 자극하고 골밀도를 증가시킨다. 특히 몸이 아래위로 많이 움직이기 때문에 성장판이 규칙적으로 자극된다. 운동량이 풍부한 유산소 운동으로 지방을 효율적으로 사용해서 체중 관리에도 도움이 된다. 하지만 지나치게 오래 해서는 안 되고, 땀이 약간 날 정도의 강도로 약 30분 정도 하면 충분하다.

● 자전거 페달 밟기

몸무게가 많이 나가는 아이는 많이 움직이는 운동을 싫어할 수 있다. 우선 자전거 페달 밟기로 살을 뺀 뒤 본격적인 운동을 하는 것도 좋다.

● 농구, 배구

달리기와 점프가 많아 성장판을 자극하고 골밀도를 높여 뼈를 튼튼하게 해준다.

● 축구

달리기, 차기, 뛰어오르기가 복합된 운동으로 근육을 단련하는 것은 물론 키 성장에도 도움이 된다.

● 태권도

발차기 동작이 많아 다리뼈는 물론 관절에 자극을 주기 때문에 연골 성장에 좋다.

● 수영

관절에 무리를 주지 않으면서 전신 운동이 되기 때문에 특히 비만한 아이에게 좋다. 물의 중력에 저항해야 하므로 에너지 소모가 크고 온몸의 근육을 고루 사용할 수 있다. 수영 1시간은 걷기 3시간, 자전거 타기 2시간의 운동량이다. 그러나 지나치게 오래 하는 것은 오히려 몸에 무리가 될 수 있다.

● 스트레칭

팔다리와 척추 부위를 집중적으로 스트레칭하면 성장판이 더욱 강화된다. 본격적인 유산소 운동 전후에 10~15분 정도 한다.

● 걷기

근골격계 전반에 걸쳐 어른은 물론 아이의 몸을 거의 완벽한 수준으로 지켜주는 운동이다. 키 성장을 위해서는 뛰는 듯한 걷기가 도움이 된다. 심혈관계 질환을 예방하고 체중 조절에도 좋다.

　여러 가지 운동 중에서 특히 주목해야 할 것이 '걷기'이다. 걷기는 쉽고 간단하지만 '기적의 건강법'이라고 불려도 손색이 없을 만큼 효과적인 운동이다. 그러나 요즘에는 아이들의 걷기 운동을 방해하는 환경이 많이 생겨서 문제다. 집에서 게임에 몰두하거나 가까운 거리도 차를 타고 이동하는 경우가 많은데, 그렇잖아도 운동량이 부족한 아이에게서 걷는 시간마저 빼앗아 성장에 부정적인 영향을 준다.

　평소에 운동할 시간을 낼 수 없다면 방학을 이용하자. 방학은 아이가 운동할 수 있는 최적의 시간으로, 잘 활용하면 키가 훌쩍 큰다. 운동할 수 있는 시간도 많고, 학교 공부에 치이는 학기 중보다 잠도 많이 잘 수 있다.

운동은 아이의 정서까지 관리한다

　운동은 아이의 정서적 균형을 회복하는 데도 도움이 된다. 산만함을 줄여주고 분노나 짜증 같은 부정적인 감정을 조절해줘서 친구들과의 관계도 원만해질 수 있다. 일본에서 운동과 정서적 안정에 관한 테스트를 한 적이 있다. 당시 학습 집중력이 지나치게 떨어지거나 은둔형 외톨이 또는 우울 증세를 보이는 아이들에게 일정 기간 동안 강도 높은 운동을 시킨 결과 정서적으로 크게 안정되었다고 한다.

운동 효과를 알아보기 위해 운동 전후의 신체 변화를 비교해보니 운동 후에는 세로토닌 분비가 왕성해져서 차분해지고 머리도 맑아졌다. 답답하고 개운하지 않던 머리가 상쾌해지자 갑자기 화가 나거나 침울해지는 등의 극심한 감정 변화가 잘 일어나지 않았다. 동물실험에서도 운동을 하면 뇌에서 정서를 주관하는 영역이 활성화되고, 세로토닌 분비를 촉진하는 뉴런의 활성도도 높아졌다.

반대로 생각해보면, 어릴 때부터 놀이나 운동 부족으로 몸을 움직이는 기회가 적으면 정서적으로 문제가 생길 가능성이 크다. 어릴 때는 단순히 주의가 산만한 정도로 나타나지만 커가면서 사소한 일로 갑자기 화를 내는 등 분노가 공격적인 행동으로 나타날 수도 있다. 물론 **운동 부족만이 원인은 아니겠지만, 몸을 움직여 잘 놀면 그만큼 정서적으로 안정되어 분노를 잘 다스릴 수 있다**고 전문가들은 말한다.[21]

운동의 중요성을 모르는 부모는 없을 것이다. 중요한 것은 어릴 때의 운동 습관이 평생 간다는 점이다. 어릴 때 운동을 하지 않다가 어른이 되어서 습관을 들이려면 더 많은

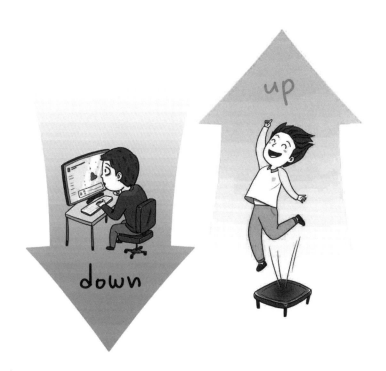

평소 숙면을 하면서 운동으로
성장판을 자극해야 키가 쑥쑥 자란다.

노력이 필요하다. 꼭 키 성장만을 위해서가 아니라 아이의 평생 건강을 위해서도 어릴 때부터 운동하는 습관을 반드시 길러줘야 한다.

부모가 유도하는
아이의 일상 속 운동

운동은 일상에서 꾸준히 해야 한다. 나이가 들면 운동의 필요성을 스스로 느끼기 때문에 혼자서도 자율적으로 운동을 하지만, 어릴 때는 부모가 운동을 습관화할 수 있도록 도와주어야 한다.

가장 간단한 방법은 장난감 정리, 이불 정리, 벗은 옷 빨래통에 넣기, 신발 정리하기, 간단한 청소 등을 아이가 직접 하도록 어려서부터 습관을 들이는 것이다. 무조건 아이에게 시키는 것이 아니라 부모가 모범을 보이면서 함께 하는 것이 좋다.

아이들은 엄마 아빠가 하는 행동을 흉내내는 걸 좋아하므로 부모가 시범을 보이면 그대로 따라한다. 엘리베이터 2~3층 정도는 아이와 함께 걸어 올라간다거나 매일 오후에 함께 산책하러 나가는 것도 좋은 방법이다. 엄마 아빠와 함께한다는 것 자체로도 아이는 안정감을 얻는다. [22]

스트레칭으로
숨어 있던
키를 찾는다

스트레칭은 근육이나 인대 등을 늘려주는 보조적인 운동으로 운동 전후에 부상을 방지하기 위해 하는 것으로 알고 있는 사람들이 많다. 하지만 스트레칭은 이보다 훨씬 다양한 효과가 있다. 굳어진 근육을 이완시킴으로써 혈액순환을 도와 피로를 해소한다. 몸을 유연하게 하여 부상을 방지하고, 기초체력을 단련하는 코어 운동 효과도 있다. 또한 스트레칭은 이완 작용으로 키 성장에 직접적으로 영향을 미치니 하루에 몇 번씩만 해도 반드시 효과가 나타난다.

아침에는 독소 배출, 밤에는 성장 효과

스트레칭은 기본적으로 근육을 이완시키고 뼈를 움직이게 하는 역할을 한다. 스트레칭으로 뼈가 움직이면 성장판이 자극되면서 동시에 근육의 단백질 합성이 촉진되고 칼슘의 흡수를 도와 골밀도가 향상되어 건강한 성장이 이루어진다.

앞에서 '아이들의 키는 잠잘 때만 큰다'고 했는데, 잠들기 전에 스트레칭으로 연골과 관절, 근육을 풀어주면 성장판의 기능이 더 왕성해진다.

아침에도 일어나자마자 스트레칭을 해주는 것이 좋다. 누운 상태에서 두 팔과 다리를 공중으로 들어올리고 가볍게 흔들어주면(모관운동) 혈액순환이 원활해지고 밤새 굳어 있던 근육이 풀린다. 누운 상태에서 물고기가 꼬리지느러미를 흔들듯 S자 형태로 몸을 움직이면(붕어운동) 장운동을 도와 독소와 노폐물 배출이 원활해진다.

스트레칭은 직접 성장판을 자극한다는 점에서 키 성장을 위해 일상에서 할 수 있는 운동으로 매우 훌륭하다. 특히 야외 활동이 쉽지 않은 겨울철에는 스트레칭 효과가 더욱 빛을 발한다.[23]

다만 스트레칭은 매일 해야 효과가 있다. 전문가들은 근력 운동이나 지구력 운동은 '일주일에 3~4회를 하면 된다'고 말한다. 운동 효과가 지속되기 때문이다. 하지만 스트레칭은 효과가 일시적이라 시간이 흐를수록 몸이 원래의 상태로 되돌아가므로 매일 꾸준히 해주는 것이 중요하다.

주의할 점은, 오랜 시간 추운 곳에 있었다거나 평소 운동을 하지 않아 몸이 상당히 굳은 상태에서는 스트레칭을 바로 하면 위험하다는 점이다. 몸이 굳어 있는데 갑작스럽게 스트레칭을 하면 근육과 뼈에 급격한 부담을 주기 때문에 해로울 수 있다. 그러니 가볍게 뛰기 등을 통해서 몸에 열을 낸 후에 스트레칭을 하자.

운동 전에도 스트레칭을 하는 것이 좋다. '운동 전에 하는 스트레칭은 좋지 않다'는 말이 있는데 그 말은 '운동 전에 전혀 몸풀기를 하지 않은 상태에서 하는 스트레칭이 좋지 않다'는 의미임을 잊지 말기 바란다.

성장판을
자극하는
매일 15분 스트레칭

책상 앞에 앉아 있는 시간이 많고, 스마트폰을 사용하는 시간이 늘면서 거북목과 같은 체형 변화가 늘고 있다. 이러한 체형 변화는 성장을 방해하고 통증을 유발할 수 있으니 평소에 스트레칭을 꾸준히 시켜 비뚤어진 자세를 교정하고 키도 키우자. 매일 15분씩만 해도 큰 효과를 얻을 수 있다.

스트레칭을 할 때는 몸을 쭉쭉 늘린다는 기분으로 하는 것이 제일 좋다. 몸을 곧게 펴고 평소 사용하지 않았던 근력을 사용한다는 생각으로 한다. 운동도 되고 바른 자세도 만들어주는 스트레칭과 구체적인 방법을 소개한다.

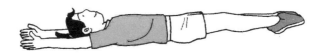

누워서 팔다리 쭉 뻗기

누워서 기지개를 하듯이 팔과 다리, 발등까지 쭉 편다. 5초간 자세를
유지한다. 2회 실시한다.

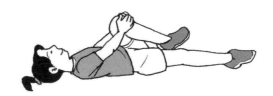

누워서 무릎 당기기

누워서 한쪽 무릎을 굽히고 양손으로 감싸듯 잡는다. 근육이 당기는
느낌이 들 때까지 가슴 쪽으로 부드럽게 10초간 당긴다. 다른 쪽 무릎
도 같은 방법으로 10초간 당긴다. 양쪽 모두 1회 실시한다.

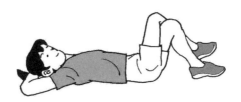

누워서 엉덩이 당기기

누워서 두 손으로 머리를 받치고 양무릎을 굽힌다. 왼다리를 오른다리
위로 겹치게 놓고 하체를 오른쪽으로 서서히 눕힌다. 이 자세를 5초간
유지했다가 처음의 자세로 돌아온다. 다리를 바꿔 같은 방법으로 한
다. 번갈아가며 2회 실시한다.

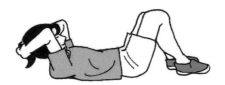

목 당기기

누워서 무릎을 굽히고 두 손으로 머리를 받친다. 윗몸 일으키기를 하듯 팔심을 이용해 뒷목 부분이 당기는 느낌이 있을 때까지 머리를 서서히 들어올려 5초간 자세를 유지한다. 2회 실시한다.

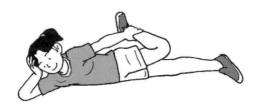

발목 잡아당기기

옆으로 누워서 왼손으로 머리를 받치고 오른팔을 뻗어 오른발목을 잡고 몸쪽으로 5초간 잡아당긴다. 자세를 바꿔 왼발목도 5초간 잡아당긴다. 번갈아가며 2회 실시한다.

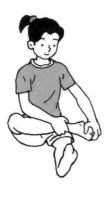

앉아서 발목 돌리기

앉아서 왼다리를 쭉 펴고 오른발목을 90도로 굽힌다. 오른발을 왼다리의 허벅지에 올리고 왼손으로는 오른발 끝을, 오른손으로는 오른발목을 잡고 시계 방향과 시계 반대 방향으로 각각 10회씩 돌린다. 같은 방법으로 왼발목도 1회 실시한다.

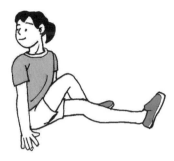

윗몸 돌리기

앉아서 왼다리를 펴고 오른발을 왼무릎 바깥쪽에 놓는다. 두 손은 엉덩이 옆이나 등 뒤에 놓고 윗몸을 오른쪽으로 서서히 움직여 5초간 유지한다. 이때 시선은 오른쪽 허공을 향한다. 다리를 바꿔 2회씩 실시한다.

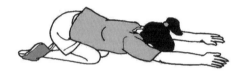

윗몸 늘리기

양무릎을 꿇고 앉아서 양팔을 앞으로 쭉 뻗어 10초간 유지한다. 1회 실시한다.

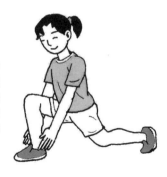

다리 펴기

오른다리를 직각이 되도록 구부리고 왼다리는 뒤로 쭉 편 상태에서 왼무릎이 바닥에 닿는 자세로 5초간 유지한다. 다리를 바꿔 같은 방법으로 5초간 유지한다. 번갈아가며 2회 실시한다.

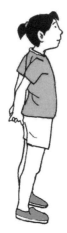

손깍지 끼고 어깨 펴기

팔을 등 뒤로 하고 손깍지를 낀 채 어깨를 뒤로 쭉 펴며 5초간 유지한다. 2회 실시한다.

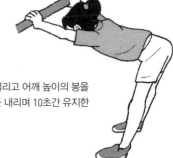

윗몸 당기기

두 팔과 다리를 어깨너비로 벌리고 어깨 높이의 봉을 잡는다. 윗몸을 아래로 당기듯 내리며 10초간 유지한다. 1회 실시한다

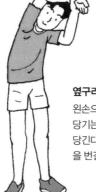

옆구리 당기기

왼손으로 오른손을 머리 위에서 잡고 오른쪽 옆구리가 당기는 느낌이 있을 때까지 부드럽게 5초간 왼쪽으로 당긴다. 반대쪽도 같은 방법으로 5초간 유지한다. 양쪽을 번갈아가며 2회 실시한다.

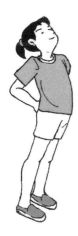

허리 펴기

다리를 어깨너비로 벌리고 서서 양손으로 허리를
받친다. 시선을 위로 향하며 허리를 뒤로 젖히고
5초간 유지한다. 2회 실시한다.

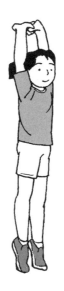

양팔 위로 뻗기

양팔을 위로 뻗어 손바닥이 위로 향하게 손깍지
를 끼고 몸을 위로 당기듯 양팔을 머리 위로 쭉
뻗으며 5초간 유지한다. 이때 발뒤꿈치를 살짝
든다. 2회 실시한다.

성장기에
꼭 필요한
근력 트레이닝

아이들의 키 성장에서 근력 트레이닝 역시 빼놓을 수 없다. '근력'이라고 하니 아이의 몸이 근육질로 변할까봐 걱정하는 부모가 있는데, 아이들은 아무리 격렬히 운동을 해도 우람한 근육질 몸매가 되지 않는다. 초등학교 저학년 때까지는 속근섬유(수축력이 빠르고 강한 근섬유. 백근섬유)와 지근섬유(수축력이 느린 근섬유)의 역할이 나뉘지 않기 때문이다. 오히려 근력 트레이닝은 아이의 키 성장에 좋은 영향을 준다.

아기도 근력 트레이닝을 하며 자란다

사실 근력 트레이닝은 아기 때부터 이루어진다. 스스로 몸을 뒤집고 기어서 다니다가 일어서는 것이 모두 근력 트레이닝이다. 아기는 이러한 과정을 통해서 신체 활동의 기본 축이 되는 체간 근육을 강화한다. 이러한 근력 트레이닝은 성장기에 뼈에도 영향을 미친다.

원래 뼈와 근육의 세포는 같은 종류의 세포 덩어리에서 만들어지기 때문에 성질이 유사하다. 그래서 근육에서 채취한 세포를 시험관에서 배양하면 뼈가 되기도 한다.

뼈와 근육은 외부 환경으로부터 새로운 정보를 받아들이면서 강해진다. 특히 뼈는 자신이 처한 상황에서 필요한 만큼만 강해지므로 뼈를 충분히 사용해 자극을 주지 않으면 강해질 필요성을 느끼지 못해 약해지고 만다. 뼈를 튼튼하게 만들 수 있는 가장 간단한 방법은 근육을 단련하는 것이다. 근육이 강해지면 그만큼 근육이 내는 힘이 세지기 때문에 이에 상응해 뼈도 강해진다. 반대로 근육이 약하면 뼈도 약해진다. 따라서 근육을 강화하는 것은 키를 크게 한다는 말과 같다고 봐도 무리가 없다.

아이의 몸은 영양을 섭취하면 자연스럽게 자라지만 근육은 다르다. 사용하지 않으면 근력이 떨어져 몸을 제대로 지

탱하지 못하고, 이런 상태가 지속되면 근육을 바르게 사용하는 법이 뇌에 프로그램되지 않는다. 따라서 움직임이 서툴게 되고 초등학교에 들어가서는 체육 시간에 신체 활동을 하다가 부상을 입을 수 있다.

어렸을 때부터 다양한 근육을 사용하는 것이 뼈를 강화하는 길이고, 뼈를 강화하는 것이 곧 키를 크게 하는 방법이 될 수 있다. 따라서 공부도 중요하지만 반드시 하루 중 시간을 내어 근력 트레이닝을 할 수 있도록 아이들을 배려해야 한다.

성장 시기로 나누는 4단계 근력 트레이닝

아이들의 근력 트레이닝은 유아기부터 청소년기까지를 4단계로 구분해 다리와 엉덩이, 체간 근육을 단련하면서 단계마다 트레이닝의 구체적인 목표와 부하를 다르게 적용한다.

● **1단계 : 유아기에서 초등학교 입학 전까지**

이 시기에는 앉았다 일어서기, 몸 숙이기, 걷기, 달리기, 매달리기, 누르기, 잡아당기기와 같은 기본 동작을 통해 근육을 바르게 사용하는 법을 익힌다. 여기에 뛰어오르기나 구르기 같은 응용 동작까지 습득하면 완벽하다.

이 단계에서는 근육을 단련하기보다는 근육과 관절을 바르게 사용하는 법을 익히는 것이 목표다. 그러나 이 시기의 아이들은 단순 동작을 반복하면 힘들어하므로 근력 트레이닝에만 의존하지 말고 되도록 밖에서 몸을 움직여 놀게 해서 근력을 키우는 것이 좋다.

● 2단계 : 초등학교 저학년에서 중학년까지(황금기)

다양한 운동 프로그램을 습득할 수 있는 황금기인 만큼 유아기 때보다 몸을 더 많이 움직이며 놀게 해야 한다. 유아기에 기본적인 신체 동작을 익혀둔 아이라면 다른 동작도 아주 빨리 배울 수 있다.

스포츠 활동도 이 무렵에 시작하는 것이 좋다. 이 단계에서는 유아기와 마찬가지로 근육과 관절을 바르게 사용하는 법을 익힌다. 아직은 부하에 신경 쓰지 않아도 된다.

초등학교 체육 수업에서는 뜀틀이나 매트 운동, 줄넘기 같은 활동을 많이 한다. 운동경기도 종목마다 특정 동작이 있다. 그런 동작을 통해 새로운 프로그램을 익히려면 기본 동작을 반복하는 것이 중요하다.

● 3단계 : 초등학교 고학년에서 중학교 때까지(성장기)

이 시기에는 근육이 기능적으로 분화되어 속근섬유는 속근섬유답게, 지근섬유는 지근섬유답게 쓰인다. 그래서 어른들이 하는 근력 트레이닝의 효과를 조금 기대할 수 있지만, 아직은 한창 자랄 때이므로 갑자기 무거운 것을 드는 운동은 피한다. 그런 근력 운동을 하면 성장판을 압박해 성장에 방해되거나 부상을 입을 수 있다. 만약 자신의 체중 이상의 무게를 들 때는 우선 물을 넣은 페트병이나 튜브부터 드는 연습을 해야 한다. 중학교 때부터는 바벨을 사용해도 되지만 먼저 바른 자세를 익히는 데 집중하고, 바벨은 되도록 가벼운 것을 선택한다.

● 4단계 : 고등학교 3년간

이 시기에는 어른과 같은 수준의 근력 트레이닝을 해도 된다. 동작할 때는 근육 강화라는 목적을 의식하면서 한다. 바벨이나 운동기구를 사용해도 되지만 정확한 지식을 갖춘 트레이너의 지도가 필요하다. 그러나 누구나 어른과 같은 수준의 근력 트레이닝을 할 수 있는 것은 아니다. 유아기부터 차근차근 단계별로 트레이닝을 했거나 충분히 신체를 단련한 경우에만 가능하다.

근력 트레이닝을 하기 전엔 스트레칭이 필수

아이들의 근력 트레이닝은 동작이 복잡하거나 힘이 들지는 않지만 꼼꼼히 스트레칭을 하고 나서 시작하는 것이 좋다. 아이의 몸은 어른보다 훨씬 더 유연하지만 준비 운동 없이 바로 본운동을 하면 부상을 입을 수 있기 때문이다. 특히 고관절, 종아리 주변, 발목, 넓적다리 안쪽 등은 부상을 입기 쉬우니 허리부터 아래쪽을 잘 풀어주어야 한다.

아이가 스트레칭을 할 때는 특정 부위를 늘리거나 구부리라는 등의 세세한 지시는 하지 않는다. 아이가 86~87쪽과 같은 자세를 만들었으면 그것으로 충분하다. 자세만 정확히 만들어도 원하는 근육이 저절로 늘어난다.

뼈가 한창 자랄 때는 몸이 굳거나 딱딱해질 수 있다. 뼈가 자라는 속도를 근육이 따라가지 못해 근육이 당겨서 그런 것이니 부드럽게 만들려고 무리하게 스트레칭을 시키면 안 된다. 근육도 뼈만큼 성장이 빨라지면 곧 유연해진다.

:: 근력 트레이닝 전 필수 스트레칭

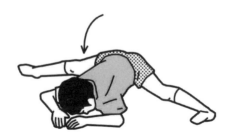

고관절(엉덩 관절) 주변 스트레칭

무리하지 않는 범위에서 다리를 크게 벌리고 앉아 발목을 90도로 꺾는다. 고관절부터 천천히 기울어 상체를 바닥 쪽으로 숙인다. 이 자세를 10~20초간 유지한다.

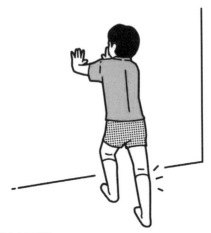

종아리 스트레칭

벽에서 조금 떨어져 서서 양손을 벽에 댄다. 양발바닥을 바닥에 붙이고. 발끝은 앞을 향하게 한다. 왼다리를 앞으로 내고, 오른다리의 무릎을 똑바로 펴서 10~15초간 유지한다. 오른다리를 앞으로 내고, 왼다리의 무릎을 똑바로 펴서 10~15초간 유지한다.

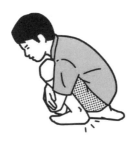

척추 근육과 아킬레스건 스트레칭

쭈그리고 앉아서 한쪽 무릎은 세우고 다른 한쪽 무릎은 바닥에 붙인다. 세운 쪽 무릎에 체중을 실어 15~20초간 척추 근육과 아킬레스건을 늘린다. 이때 발꿈치가 바닥에서 뜨지 않게 한다. 다리를 바꾸어 같은 방법으로 한다.

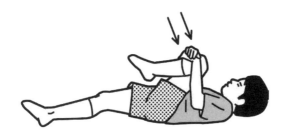

햄스트링 근육 스트레칭

누워서 양손으로 왼무릎을 잡고 가슴 쪽으로 끌어당겨 10~20초간 유지한다. 넓적다리 뒤쪽이 늘어나는 느낌이 드는지 확인한다. 다리를 바꿔 반대쪽도 같은 방법으로 한다.

근력 트레이닝의 4가지 종목 익히기

아이들의 근력 트레이닝에서는 무릎 굽혀 앉았다 일어서기, 다리 앞으로 내딛기, 엎드려 팔다리 뻗기, 매달리기의 4가지 종목을 한다. '무릎 굽혀 앉았다 일어서기'는 간단한 동작으로 전신을 단련하는 매우 효과적인 운동이고, '다리 앞으로 내딛기'는 다리와 허리 등 하체와 체간을 단련하는 운동이다. '엎드려 팔다리 뻗기'는 등을 중심으로 체간을 단련하는 운동이고, '매달리기'는 어깨를 싸고 있는 근육을 강하게 만드는 운동이다.

이 4가지 종목을 각각 1단계(유아기부터 초등학교 입학 전까지)와 2단계(초등학교 저학년에서 중학년까지) 수준에 맞게 나누어 소개한다. 2단계 수준에서는 부하를 조금 주어 동작을 한다. 1~2단계에서는 근육과 관절을 바르게 사용하는 법을 익히는 것이 목표이므로 하루에 1세트(5~10회)면 충분하다.

근력 트레이닝은 하루에 3세트씩 일주일에 2~3회를 하는 것이 기본이다. 이런 빈도로 운동을 하면 근력 트레이닝 효과가 뚜렷하게 나타나므로 근육이 강해지는 것을 느낄 수 있다. 다만 바벨이나 운동기구를 사용하지 않고 자신의 체중을 부하로 이용하기 때문에 근육이 비대해지지는 않는다.[24]

▪▪ 키 성장에 좋은 근력 트레이닝

하루에 1세트(5~10회), 일주일에 3세트씩 2~3회 하는 것이 좋다.

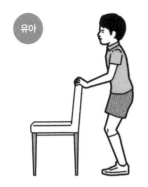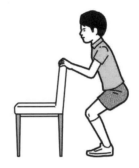

무릎 굽혀 앉았다 일어서기

의자 뒤에 서서 양손으로 등받이를 가볍게 잡는다. 다리를 어깨너비보다 조금 더 벌려 등을 곧게 펴고 선다. 무릎을 천천히 내리고 천천히 편다.

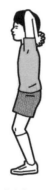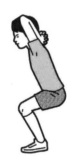

무릎 굽혀 앉았다 일어서기

양손을 머리 뒤로 돌려 깍지를 낀다. 다리를 어깨너비보다 조금 더 벌려 등을 곧게 펴고 선다. 무릎을 천천히 구부리고 천천히 편다. 무릎을 구부릴 때 무릎이 발끝과 같은 방향이 되게 하고, 무릎이 발끝보다 앞으로 나가지 않게 한다.

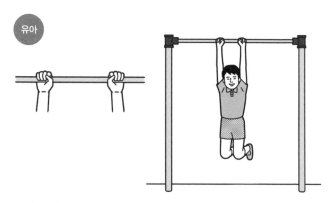

매달리기

양손으로 철봉을 잡고 양발을 바닥에서 들어 올려 철봉에 매달린다. 매달리기만 하면 되므로 양발을 바닥에서 들어 올릴 때 힘을 주지 않는다.

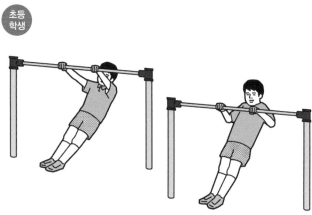

비스듬하게 매달리기

가슴 높이 정도 되는 철봉을 양손으로 쥔다. 가슴과 상체가 철봉과 직각이 되도록 양다리를 앞으로 낸다. 등을 곧게 펴고 양다리를 모으며 아래턱이 철봉에 닿도록 상체를 끌어당긴다. 몸이 일직선이 되도록 한다.

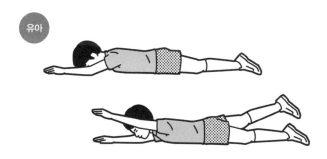

엎드려 팔다리 뻗기

바닥에 엎드려 양팔을 위로 뻗는다. 왼팔과 오른다리를 천천히 위로 올렸다가 천천히 내린다. 오른팔과 왼다리를 천천히 위로 올렸다가 천천히 내린다.

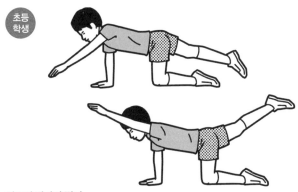

엎드려 팔다리 뻗기

오른손과 왼무릎을 바닥에 댄다. 왼팔은 앞으로 뻗고 오른무릎은 뒤로 펴서 들어 올린다. 왼팔과 오른다리를 천천히 위로 올렸다가 천천히 내린다. 반대로, 왼손과 오른무릎을 바닥에 대고, 오른팔과 왼다리를 천천히 위로 올리고, 다시 천천히 내린다. 초등학생 이상은 한쪽 팔과 한쪽 다리를 바닥에서 들어 올린 상태에서 시작한다.

PART 4

키 성장을 방해하는
생활 속 요인들
정화하기

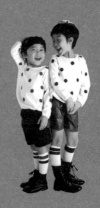

옛날에는 키 성장을 방해하는 환경적 요인이 그리 많지 않아 부모들이 아이의 키 성장에 크게 신경 쓰지 않아도 대체로 평균 키까지는 성장했다. 하지만 요즘에는 전자파, 환경호르몬, 게임, 과자나 간식 등 아이의 키 성장을 방해하는 요인들이 너무도 많다. 그중에서도 스트레스, 비만, 성조숙증은 키 성장을 직접적으로 방해하는 만큼 부모가 그 원인이 되는 환경을 적절하게 제어하고 정화해주어야 한다. 아이들의 키 성장을 위해서는 영양, 수면, 운동을 보충하는 플러스(+) 요법도 중요하지만, 방해 요인들을 줄여주는 마이너스(−) 요법도 중요하기 때문이다.

스트레스가
아이의 키 성장을
방해한다

아이들의 키 성장을 방해하는 가장 큰 요소가 스트레스다. 특히 학업에 대한 스트레스는 키 성장 외에도 건강에 치명적인 영향을 준다.

2015년에 교육부는 6개월 동안 전국 초·중·고등학교 764개교의 학생 8만 4,815명을 대상으로 '학생 건강검사 표본 분석'을 진행했다. 그 결과 초등학교 6학년 여학생의 경우 2010년보다 0.7cm, 남학생은 1.2cm가 더 자랐다. 중학생들도 비슷한 수준이었다. 그런데 유독 고등학교 3학년 생들은 키가 줄어든 것으로 나타났다. 남학생의 평균 키는

2010년보다 0.2cm 작아졌고, 여학생의 경우도 0.1cm가 줄었다. 이는 대학입시에 의한 스트레스가 원인으로 분석된다. 모든 연령대에 걸쳐 평균 키가 커졌는데 유독 고등학교 3학년생만 예전보다 줄어들었다는 점이 이를 시사한다.

아이들도 스트레스를 받는다

그러면 아이들은 일상에서 어느 정도의 스트레스를 받을까? 보건복지부 질병관리본부는 '2015년 청소년 건강 행태'를 온라인으로 조사했다. 이 조사에 참여한 청소년들 가운데 35.4%가 스트레스를 받는다고 밝혔다. 100명 가운데 35명이 넘는 청소년이 스트레스를 느끼고 있는 것이다. 특히 '최근 1년간 2주 내내 일상생활을 중단할 정도로 절망스럽고 슬픈 적이 있었는가?'라는 질문에 23.6%가 '그렇다'고 대답해 스트레스 정도가 심각하다는 것을 알 수 있었다.

그렇다면 스트레스가 키 성장에는 어느 정도의 영향을 미칠까? 대구성장클리닉 하이키한의원 대구점 김지혜 원장은 이렇게 말한다.

"아이들에게 스트레스는 여러 질병의 원인이 될 수 있지만, 특히 성장에 매우 좋지 않다. 대부분의 아이들은 공부도 잘하고 싶어하지만 키도 많이 크기를 원한다. 하지만 스트레스는 키 성장을 방해하는 대표적인 요인이다. 키 성장은 유전적인 요인이 강하다고 생각하는데 유전의 영향은 30% 미만이다. 오히려 영양, 수면, 운동 등의 환경과 같은 후천적인 요인이 더 강하게 작용하기 때문에 스트레스를 조절해주는 것이 매우 중요하다."[25]

스트레스가 키 성장을 방해하는 이유

그런데 스트레스는 어떻게 아이들의 키 성장을 방해하는 것일까? **우리 몸은 스트레스를 받으면 코티솔이라는 호르몬을 분비하는데, 이 코티솔이 성장호르몬의 분비를 방해한다.** 스트레스가 심할 경우 혈중 성장호르몬의 양이 3분의 1 정도까지 줄어든다. 뿐만 아니라 면역력도 떨어져 알레르기 질환에 더 쉽게 노출된다. 이처럼 스트레스는 성장을 지연하는 연쇄작용을 일으킨다.[26]

또한 스트레스로 인해 생기는 다양한 감정(특히 불편한 감정)을 조절하는 데는 많은 에너지가 소모되는데, 아이의 경우 감정 조절에 많은 에너지를 쏟으면 성장에 써야 할 에너지가 줄어들면서 성장이 더뎌질 수 있다. 두려움과 절망, 걱정, 슬픔, 질투 등 느끼는 감정의 대부분은 과도한 에너지를 소모하게 한다.[27]

그러니 아이가 평소와 달리 특정 행동을 보인다면 주의 깊게 살펴 스트레스를 받고 있지는 않은지, 스트레스의 원인이 무엇인지를 찾아야 한다. 평소와 달리 소심해졌다거나 퇴행 행동을 할 때, 반대로 난폭해지고 매사에 공격적인 성향을 보일 때는 스트레스를 받고 있다고 볼 수 있다. 보건복지부의 한 통계에 따르면 우리나라 청소년의 10~15% 정도가 우울증을 경험하고 있다고 한다.

스트레스의 요인은 매우 다양하지만, 특히 아이들은 주변의 사소한 환경 변화에 의해서도 스트레스를 받는다. 가장 대표적인 것이 학년 초이다. 유치원, 초등학교, 중학교에 다니면서 새로운 집단과 맞닥뜨리는 시기라 낯선 친구들과의 관계에서 혼란을 느낀다. 특히 형제자매가 없이 자란 아이는 다른 아이들과의 공동생활에서 어려움을 느끼는 경우가 적지 않다.[28]

아이들은 부모의 불화에도 스트레스를 받는다. 아이들은 청각이 발달해서 부모가 작은 소리로 다퉈도 알아차린다. 폭력적인 말이나 행동은 아이에게 공포심을 주고, 수면장애 등을 일으킬 수 있으며, 정서적 안정을 얻지 못해 성격이 예

민해질 수도 있다. 그러니 아이 앞에서는 싸우지 않는 것이 최선이다.

공감하는 대화가 아이의 스트레스를 줄인다

아이가 스트레스를 받고 있다면 부모는 적극적으로 대화를 시도해야 한다. 아이의 감정에 공감하지 못하고 일방적으로 이래라 저래라 하는 식으로 지시하거나 '네 생각과 행동이 잘못됐다'는 뉘앙스의 질책은 대화라고 볼 수 없다. 자칫 부모가 스트레스를 더 주고 고립감과 소외감을 느끼게 할 수도 있기 때문이다.

가장 좋은 대화는 아이의 입장에서 충분히 들어주고 이해하는 공감하는 대화다. 자신의 문제와 불만을 이해해주고 공감해주는 사람이 있다는 것만으로도 어느 정도 스트레스가 풀린다. 근본 문제가 해결되지는 않더라도 최소한 마음의 부담이 덜어져 안정감을 찾기 때문이다. 따라서 부모는 자녀와 자주 공감하는 대화를 해 스트레스를 줄여주어야 한다. 설사 아이가 잘못한 일이 있더라도 비난을 하거나 다른 아이와 비교하지 말고 아이가 자신의 잘못을 스스로 깨달을 수 있도록 이끌어주는 요령이 필요하다.

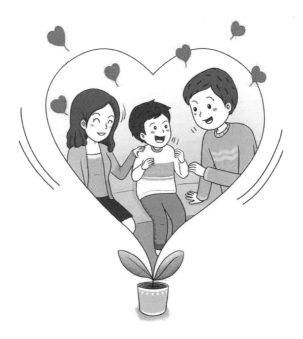

공감하는 대화를 통해
아이의 스트레스를 줄여야 한다.

때로 아이의 행동이 무척 마음에 들지 않을 수 있다. 사소하게는 행동이 느리다든지 늦잠을 자는 것에도 잔소리할 수 있다. 하지만 잦은 잔소리는 아이의 주의를 산만하게 만들고 집중력을 떨어뜨리니 인내심을 가지고 아이와 대화를 하고 공감해줘서 스스로 변할 수 있도록 기다려주자.

스트레스를 줄여주는 다양한 방법들

아이는 자신이 잘하고 있다고 느낄 때 자존감이 올라간다. 자존감은 새로운 일을 대했을 때 도전하고 싶은 의욕을 불러일으키고 스트레스에 대응하는 힘도 키워준다. 그래서 칭찬이 아이에겐 무엇보다 큰 힘이 된다. 칭찬할 때는 두루뭉술하게 하지 말고 무엇이 칭찬받을 일인지 콕 짚어서 구체적으로 하는 것이 좋다.

포옹과 같은 스킨십은 아이에게 최고의 스트레스 해소제다. 비록 다른 일로 스트레스를 받았다 하더라도 부모가 안아주거나 볼을 쓰다듬어주면 안정감을 느낀다.[29]

취미 활동도 아이의 스트레스를 줄이는 데 도움이 된다. 공부에 방해된다는 이유로 취미 생활을 못 하게 막는 경우가 있는데, 취미 활동은 아이에게 스트레스 탈출구 역할을 하니 학업에 큰 지장을 주지 않는 선에서 인정해주는 것이 좋다. 못 하게 할수록 부모 몰래 숨어서 하려들고, 이것이 아이에겐 또 다른 스트레스가 된다. 취미 활동을 할 시간을 아이와 합의하고 아이가 약속을 지킬 수 있게 도와주는 것이 오히려 학업에 도움이 될 수 있다.

스트레스를 이겨내는 것도 인생을 살아가는 능력의 하나다. 부모의 애정과 공감이 담긴 스킨십이나, 아이의 관심을 적극적으로 표현하는 취미 활동은 스트레스를 푸는 능력을 키워준다. 여기에 부모의 칭찬이 더해지면 자존감까지 높아진다. 마음의 키도 몸의 키만큼 자랄 수 있도록 아이를 배려해주자.

성조숙증과 비만은
키 성장을
멈추게 한다

아이의 키 성장을 방해하는 또 다른 복병은 성조숙증과 비만이다. 성조숙증이란 의학적으로 2차 성징이 빨리 나타나는 것을 말한다. 말 그대로 '성(性)적으로 조숙'해지는 것이다.

성조숙증이 있는 아이는 또래 아이들보다 짧은 시기에 키가 상당히 빨리 자라는 특징을 보인다. 하지만 이는 성장이 잘되고 있다고 반길 현상이 아니다. 오히려 다른 아이들보다 성장판이 빨리 닫혀 성인이 된 후의 키가 평균 키보다 작을 수 있기 때문이다. 성조숙증은 비만과 화학물질, 환경호르몬 등과 관련이 있는데, 무엇보다 비만과 연관이 크다. 따라서 성조숙증을 살펴볼 때는 비만도 함께 주목해야 한다.

점차 늘어나는 성조숙증 아이들

요즘 아이들의 2차 성징이 점점 빨라지고 있으며 '성조숙증'이라는 의학적 진단 결과를 받는 경우도 늘고 있다. 건강보험심사평가원의 발표에 따르면 2006년부터 2010년까지 성조숙증으로 진단받은 어린이 환자 수는 6,400명에서 2만 8,000명으로 늘어났다. 5년간 무려 5배 가까이 늘어났으니 말 그대로 '폭발적인 증가세'다. 특히 여자아이의 성조숙증이 93%에 육박한다.

사춘기도 빨라져 초등학교 4학년, 느리면 중학교 2학년 정도에 사춘기를 겪는다. 사춘기는 뇌하수체가 성선자극호르몬을 분비하면 생식기관에서 성호르몬을 분비하는 뇌의 작용이 강한 시기다. 여자는 난소에서 에스트로겐(난포호르몬)이나 프로게스테론(황체호르몬) 같은 여성호르몬을 분비하고, 남자는 테스토스테론 같은 남성호르몬을 분비한다. 그 결과 여자아이는 유방이 커지고 남자아이는 고환이 커진다. 그러나 이러한 성조숙증은 성장판을 일찍 닫히게 해 오히려

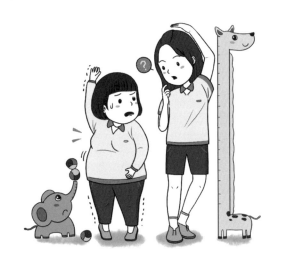

비만은 키 성장을 방해한다.
성조숙증을 일으켜
연쇄적으로 성장판이 일찍 닫히기 때문이다.

성장에 방해가 된다. 성장판이 제 기능을 제대로 하지 못하니 키가 제대로 자랄 리 없다.

성조숙증의 원인은 다양한데, 가장 대표적인 것이 비만과 환경호르몬, 화학물질, 음란물이다. 특히 음란물에 노출되면 시청각적으로 성적인 자극이 뇌신경에 영향을 미치고, 이것이 성호르몬의 분비를 촉진해 성조숙증이 올 수 있다.

특히 여자아이의 경우 여성호르몬 분비가 촉진되면 어른이 되었을 때 자궁암, 난소암, 유방암에 노출될 가능성도 높아진다.

비만과 화장도 키 성장을 방해한다

비만 역시 키 성장을 방해한다. 비만은 성조숙증의 원인도 되는데, 체질량 지수가 높으면 성호르몬의 분비가 촉진되어 성조숙증을 일으키고 연쇄적으로 성장판이 일찍 닫힌다. 아이들의 비만율은 과거보다 높아지고 있다. 교육부가 발표한 '2015년도 학생 건강검사 표본 분석' 결과에 따르면 비만율은 2014년보다 0.6% 더 높아진 15.6%로 나타났다. 초·중·고등학교 학생 6명 중 1명이 비만인 것으로 확인된 셈이다.

일반적으로 성장호르몬은 성장에 집중적으로 쓰이지만 비만일 경우에는 키를 성장시키는 것이 아니라 축적된 지방을 태우는 데 쓰인다. 정작 키 성장에 쓰여야 할 성장호르몬이 엉뚱한 곳에 쓰이는 격이다.

더욱 놀라운 사실은 비만아동 가운데 61%가 고지혈증을 앓고 있으며 38%는 지방간, 심지어 고혈압도 7%나 된다. 이러한 아이들은 키가 크지 않는 것은 물론이고 집중력을 제대로 발휘하기 어려워 학습 능력에도 나쁜 영향을 끼친다.

요즘에는 초등학생들도 외모를 중시하기 때문에 뚱뚱하다는 이유로 왕따를 당하는 경우가 많다. 한국교육개발원(KEDI)이 조사한 바에 의하면 비만아동이 정상 체중을 가진 아이들에 비해 왕따를 더 많이 경험한 것으로 나타났다.

10대 여자아이들이 화장을 하는 것도 성조숙증의 원인으로 지적되고 있다. 이에 관해 건국대학교 피부과 안규중 교수는 이렇게 말했다.

"10대에는 피부 장벽이 완벽히 갖춰지지 않았기 때문에 피부가 얇고 그 구조가 매우 느슨하다. 화장품 제조에 사용되는 원료는 수백 가지이며 제품당 최소 20여 가지의 화학 물질이 들어 있다. 허용량이 정해져 있지만 이는 성인을 기준으로 한 것이며, 아이의 화장품 흡수율은 어른보다 10배 이상 높아 같은 양을 발라도 독성의 위험이 더 크다."

특히 화장품에 들어가는 화학방부제를 비롯한 다양한 화학물질은 암을 유발하거나 호르몬 분비를 교란시키고, 체내에 중금속을 축적시키니[30] 가급적 화장을 하지 않게 하고, 화장품을 사야 한다면 반드시 성분표를 확인하자.

성장호르몬 주사는
득보다 실이
많을 수도 있다

아이의 키가 잘 자라지 않아 걱정인 부모들이 떠올리는 특단의 대책이 있다. 바로 '성장호르몬 주사'다. 이를 권유하는 병원에서 '키 크는 주사'라는 이름으로 홍보를 해서 부모들은 성장호르몬 주사를 맞으면 키가 자랄 것이라고 믿고 있다. 실제로 병원에서는 방학이면 성장호르몬 주사에 대한 문의가 부쩍 늘어난다고 한다.

하지만 성장호르몬 주사가 필요한 경우는 극소수이며, 성장호르몬 분비에 문제가 없는 아이가 이 주사를 맞았을 때는 심각한 부작용이 생긴다는 보고가 있다. 그러니 건강식

품을 먹듯이 가볍게 생각하고 성장호르몬 주사를 맞게 해서
는 안 된다.

성장호르몬제도 부작용이 있다

최근 성장호르몬제 처방이 급속도로 늘었다. 2011년에는
1만 4,115건이었던 처방 건수가 2012년엔 2만 1,381건으
로 늘었고, 2013년에는 상반기에만 1만 2,525건으로 늘었
다. 이는 '성장호르몬제는 부작용에 대한 부담 없이 맞아도
된다'는 생각이 만든 결과이다.

하지만 정상인이 성장호르몬제를 맞을 경우 심각한 부작
용을 부를 수 있다. 프랑스의 연구 결과에 의하면 정상인이
소마트로핀(성장호르몬제)을 맞았을 경우에는 일반인보다 사
망률이 약 30% 이상 높았다. 또한 국내에서도 부작용에 대
한 보고 건수가 계속해서 늘어나고 있다. 2008년에는 2건
에 불과했지만 2013년에는 67건으로 급증했다. 부종이나
발진, 유방 비대, 혈당 상승, 시력 손상은 물론이고 척추측만
증과 갑상샘 기능 저하까지 다양한 부작용들이 나타났다.[31]

성장호르몬 주사를 맞아야 하는 경우는 성장과 관련해서

매우 뚜렷한 증후를 보일 때다. 예를 들어 10세를 기준으로 남자아이의 키가 127.7cm, 여자아이는 125.5cm 미만일 때다. 이는 의학적으로도 '저(低)신장'으로 분류하므로 처방이 필요하다. 또 성장호르몬의 분비가 아주 적은 성장호르몬결핍증, 터너증후군·프라더-윌리증후군과 같은 선천적 질병이 있는 경우에 처방한다. 소아가 만성신부전을 앓을 때도 저신장 증상이 나타나 처방이 권유된다. 그 외 '특발성 저신장'에도 처방할 수 있다. 부모의 키가 워낙 작아 유전적으로 아이의 키가 현저하게 작은 경우에도 성장호르몬 주사를 통한 처방을 고려한다.

하지만 이러한 경우에도 너무 이른 시기에 치료를 하지 않는 것이 일반적이다. 주사에 대한 아이들의 스트레스가 꽤 심하기 때문이다. 아이가 자신이 왜 주사를 맞는지 이해하고 아픔을 참을 수 있는 초등학교 1~2학년 정도부터 치료를 시작해도 늦지 않다.[32]

아이의 키가 또래 아이들보다 작더라도 그 원인에 대해서 구체적으로 병원 상담을 받는 것이 먼저다. 그 이후에 성장호르몬 주사를 처방해도 절대 늦지 않다.

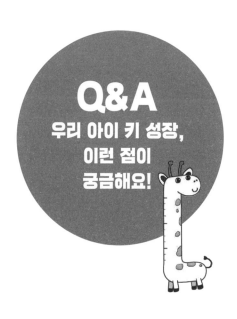

Q 어렸을 때 찐 살은 키로 간다고 하는데, 정말인가요?

A 어느 정도는 맞는 말이지만, 복부비만이 있을 정도의 비만은 오히려 키 성장에 방해가 된다. 3세 이전 아이들의 경우에는 키와 몸무게의 증가가 비례한다. 즉 영양 섭취, 체중 증가, 키 성장이 서로 영향을 주고 받는다. 그러나 그 이후부터는 오히려 마른 아이들이 키가 더 큰다는 연구 결과가 있다. 살이 찌면 피하지방이 쌓이고 혈중 콜레스테롤이 많아지면서 성호르몬이 분비되기 시작하는데, 그 결과 성장판이 일찍 닫히고 더 이상 키가 자라지 않기 때문이다.

Q 어렸을 때의 잔병치레가 키 성장에 영향이 있나요?

A 어렸을 때의 잔병치레는 으레 하는 것으로 알고 있다. 하지만 모든 아이가 겪는 일은 아니다. 면역력이 약하면 잔병치레를 더 많이 하게 되고 당연히 성장도 더뎌진다. 성장 부진을 겪고 있는 아이들 가운데 50% 이상이 소화불량, 식욕 부진 등과 같은 소화기 증상을 겪고 비염, 아토피 피부염이 있는 경우도 흔하다. 특히 간지러움 때문에 우유와 난백실 음식의 섭취를 기피하다 보면 균형 잡힌 영양 공급이 어렵고, 알레르기 질환으로 스테로이드 제제를 많이 사용하게 되면 성조숙증의 원인이 되어 키 성장이 방해된다.

Q 패스트푸드를 못 먹게 하면 아이가 스트레스를 받을 수 있으니 그냥 먹일까요?

A 아이들에겐 먹고 싶은 것을 참는 것도 스트레스다. 친구들이 다 먹는 패스트푸드를 못 먹게 하기는 쉽지 않다. 하지만 이러한 음식들은 가능하다면 먹이지 않는 것이 좋다. 패스트푸드는 칼로리만 있을 뿐 영양은 거의 없는 '비어 있는 음식(empty food)'인 데다 인공색소, 중금속, 인공감미료 및 방부제가 들어 있어서 성장판의 혈액 공급에 이상을

일으킨다. 콜라, 사이다와 같은 탄산음료는 체내에 있던 칼슘과 결합해서 '탄산칼슘'을 만들어 아이들의 뼈 성장에 악영향을 미친다.

Q 칼슘이 많은 사골국은 당연히 뼈 성장에 좋은가요?

A 반드시 그렇지는 않다. 칼슘이 많긴 하지만 인도 많이 들어 있어 칼슘의 흡수를 방해하고, 콜라겐이 많이 들어 있어서 과다하게 먹을 경우 오히려 비만의 원인이 될 수 있다.

Q 키 성장에 좋다고 광고하는 건강식품은 믿을 만한가요?

A 키 성장에 어느 정도 도움은 되겠지만 허위·과대 광고가 많고 심지어 논문을 조작하는 경우도 있다. 실제 지난 2015년 4월에는 일반식품 또는 건강기능식품을 어린이 키 성장에 효능·효과가 있는 것처럼 허위·과대 광고를 해서 수십억 원을 판매한 업체들이 적발됐다. 당시 업체는 '복용한 지 10개월 만에 무려 10.8cm 폭풍 성장했어요!',

'뇌하수체 성장호르몬 분비', '성장호르몬 6배 촉진', '복용 시 8시간 후 성장인자 28% 증가' 등의 문구를 사용하며 소비자들을 현혹했다. 심지어 이들 업체는 누구나 알 만한 특정 국가대표 선수를 광고 모델로 기용하는 경우도 있고, 유명 제약 업체에서 제품을 만들기도 하니 각별한 주의가 필요하다.

Q 유아기에 체력을 단련하지 않아도 중고등학생 때 체력을 강하게 키우면 키 성장에 문제가 없지 않을까요?

A 그렇지 않다. 어릴 때의 체력은 평생 가며, 어린 시절의 체력 저하가 성장 후에도 계속 영향을 미친다. 대학교 신입생을 대상으로 체력 검사를 한 결과 1990년대 이후로 체력 저하 현상이 두드러졌다. 그들이 초등학생이던 1980년대는 아이들의 체력이 많이 떨어지기 시작한 시기였다. 이 결과는 초등학교 저학년 때 약골이면 중학교나 고등학교에 가서도 회복되지 않는다는 것을 의미한다. 초등학교 때의 체력과 두뇌 발달이 나이가 들어서도 그대로 이어진다는 것을 말한다. 따라서 키 큰 아이로 키우고 싶다면 아이가 어렸을 때부터 체력 단련에 신경 써야 한다.[33]

Q 성장판이 닫히면 더 이상 키가 자라지 않을까요?

A 성장판이 닫히면 더는 성장을 하지 않는다는 것이 일반적인 견해다. 하지만 엑스레이상에서는 성장판이 닫힌 것처럼 보이더라도 여전히 미세하게 성장판이 남아 있을 가능성이 있다. 화려한 불꽃이 잦아들었다고 온기마저 완전히 사라지는 것이 아니듯 성장판도 마찬가지이다.

따라서 성장판이 닫히는 평균 나이에 이르렀더라도 완전히 포기하지 말고 최소 1~2년 정도는 더 노력해볼 필요가 있다. 설사 키가 더 자라지 않더라도 키 크는 생활습관은 아이들의 체력을 키울 수 있으니 계속해서 유지할 필요가 있다.[34]

Q ADHD 약을 먹고 있는데 이 약이 키 성장을 방해할까요?

A 모든 약이 아이들의 성장을 방해하는 것은 아니다. 서울아산병원 어린이병원에서는 ADHD 치료제를 먹은 아이 157명의 성장을 1년간 관찰한 결과 키와 몸무게 등이 또래 아이들과 같은 성장 속도를 보였다. ADHD 약이 성장을 방해할 것이라는 걱정은 하지 않아도 되지만, 아이

가 잘 먹지 않는다거나 편식을 하는지 관찰하고 영양 관리에 신경을 써주는 노력이 필요하다. 섭취하는 영양이 부족하면 키가 자라기 어렵다.[35]

Q 업어서 키우면 아이의 키 성장에 방해가 될까요?

A 그렇다. 업어주는 것은 영유아에게 그리 좋은 양육 습관이 아니다. 나리뼈가 휘어 바른 성장을 방해할 수 있기 때문이다. 좌식 생활도 마찬가지다. 동양에서는 중국, 한국, 일본 중에서 일본 사람들의 키가 제일 작은 편인데 어렸을 때부터 다다미방에서 무릎을 꿇고 앉는 생활습관과 관련이 있다고 한다.[36]

참고문헌(본문 인용 도서)

1 노진섭, 〈숨어 있는 키 10cm를 찾아라〉, 《시사저널》, 2010년 4월 20일

2 노진섭, 〈숨어 있는 키 10cm를 찾아라〉, 《시사저널》, 2010년 4월 20일

3 노진섭, 〈숨어 있는 키 10cm를 찾아라〉, 《시사저널》, 2010년 4월 20일

4 유준곤, 『별난 치과의사의 키 처방전』, 아트메이커

5 신정윤, 〈청소년 건강한 식생활 ③ – 부족하기 쉬운 영양소 보충법〉, 〈하이닥뉴스〉, 2015년 12월 30일

6 〈타고난 키보다 10cm 더 크는 키 크는 십계명〉, 《맘&앙팡》, 2011년 6월호

7 노진섭, 〈숨어 있는 키 10cm를 찾아라〉, 시사저널, 2010년 4월 20일

8 유준곤, 『별난 치과의사의 키 처방전』, 아트메이커

9 KBS 알약톡톡 183회, 〈초코우유 마시면 키 안 큰다〉, 2016년 4월 25일

10 이예림, 〈청소년 키 크려면 고카페인 음료 멀리 해야〉, 《매일경제》, 2012년 2월 23일

11 정심교, 〈미네랄 풍부하고 세균 없는 살아 있는 물 마셔요〉, 《중앙일보》, 2015년 2월 2일

12 후쿠다 미노루 외, 『부모가 높여주는 내 아이 면역력』, 전나무숲

13 유준곤, 『별난 치과의사의 키 처방전』, 아트메이커

14 후쿠다 미노루 외, 『부모가 높여주는 내 아이 면역력』, 전나무숲

15 MBC 다큐프라임 293회, 〈우리 아이 키 성장 보고서〉, 2015년 4월 17일

16 김민희, 〈키의 정치학-키와 권력, 소득의 상관관계〉, 《월간조선》, 2004년 9월호

17 MBC 다큐프라임 293회, 〈우리 아이 키 성장 보고서〉, 2015년 4월 17일

18 〈타고난 키보다 10cm 더 크는 키 크는 십계명〉, 《맘&앙팡》, 2011년 6월호

19 유준곤, 『별난 치과의사의 키 처방전』, 아트메이커

20 노진섭, 〈숨어 있는 키 10cm를 찾아라〉, 시사저널, 2010년 4월 20일

21 이시이 나오카타 지음, 윤혜림 옮김, 『어린이 근력 트레이닝』, 전나무숲

22 최민희, 최윤희, 『키 크는 스트레칭』, 청림Life

23 박상진, 〈기 크는 약보다 스트레칭이 효과 좋아〉, 《아시아뉴스통신》, 2016년 2월 17일

24 이시이 나오카타, 윤혜림 옮김, 『어린이 근력 트레이닝』, 전나무숲

25 고정혁, 〈아이 스트레스, 성장기 악영향으로 어린이 키 성장 방해할 수 있어〉, 《월간 암》, 2016년 3월 9일

26 〈타고난 키보다 10cm 더 크는 키 크는 10계명〉, 《맘&앙팡》, 2011년 6월호

27 유준곤, 『별난 치과의사의 키 처방전』, 아트메이커

28 최민희, 최윤희, 『키 크는 스트레칭』, 청림Life

29 최민희, 최윤희, 『키 크는 스트레칭』, 청림Life

30 배지영, 〈10대가 화장? 성조숙증 일으켜 키 안 크고 여성암 위험 커져요〉, 《중앙일보》, 2016년 4월 11일

31 박으뜸, 〈키 크는 주사 있어요 … 성장호르몬제 관리에 구멍〉, 메디파나뉴스, 2015년 9월 9일

32 김진구, 〈잘 먹고 잘 자도 키 작아요? 성장호르몬 점검해 보세요〉, 《중앙일보》, 2015년 12월 7일

33 이시이 나오카타, 윤혜림 옮김, 『어린이 근력 트레이닝』, 전나무숲

34 유준곤, 『별난 치과의사의 키 처방전』, 아트메이커

35 권석림, 〈ADHD 약, 어린이 성장에 거의 영향 없어〉, 《아주경제》, 2016년 4월 26일

36 유준곤, 『별난 치과의사의 키 처방전』, 아트메이커

우리 아이 키 10cm 더 클 수 있다

초판 1쇄 인쇄 2020년 3월 24일
초판 1쇄 발행 2020년 3월 31일

지은이 전나무숲 편집부
펴낸이 강효림

편집 곽도경
디자인 채지연
일러스트 주영란
마케팅 김용우

용지 한서지업(주)
인쇄 한영문화사

펴낸곳 도서출판 전나무숲 檜林
출판등록 1994년 7월 15일 · 제10-1008호
주소 03961 서울시 마포구 방울내로 75, 2층
전화 02-322-7128
팩스 02-325-0944
홈페이지 www.firforest.co.kr
이메일 forest@firforest.co.kr

ISBN 979-11-88544-44-8 (14510)
       979-11-88544-42-4 (세트)

냉장고에 들어 있는 식품이 내 아이 두뇌를 만든다!

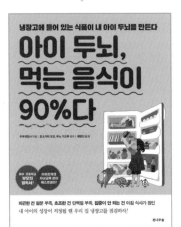

주부의벗사 지음 | 호소카와 모모, 우노 가오루 감수 | 배영진 옮김 | 184쪽 | 값 14,500원

피곤한 건 철분 부족, 초조한 건 단백질 부족, 집중이 안 되는 건 아침 식사가 원인

집중력이 좋은 아이, 공부 잘하는 아이,
건강한 아이, 활기차게 뛰어노는 아이,
자기 앞가림을 잘하는 아이…
그런 아이로 키우고 싶다면
오늘부터 식단을 바꾸자.
두뇌와 신체 발달은 물론 면역력 강화까지…
음식을 조금만 바꿔도
내 아이의 성장이 달라진다.

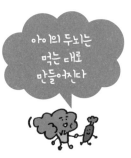

아이의 두뇌는
먹는 대로
만들어진다

내 아이의 성장이 걱정될 땐 우리 집 냉장고를 점검하자!